Oleg Nashchubsky
Eugênia Borovkova

Protocolo de sobrevivência.
Lista de medicamentos com descrições.

· ·
Este livro está na Amazon . com foi publicado simultaneamente em sete idiomas: inglês, espanhol, alemão, francês , português, italiano e ucraniano.
· ·
Todos os meus livros de sobrevivência na Amazon.
Pesquise pelo meu sobrenome : Nashchubskiy .
· ·

Introdução.

Em situações extremas, onde cada decisão pode ser crítica, o conhecimento e a compreensão dos medicamentos tornam-se vitais. O Protocolo de Sobrevivência: Uma Lista de Medicamentos com Descrições é mais do que apenas um livro de referência, é seu assistente indispensável em um mundo onde o acesso a cuidados médicos profissionais pode ser limitado ou inexistente.

Este livro foi criado para fornecer as informações necessárias para o uso competente dos medicamentos encontrados. Ele contém descrições detalhadas dos medicamentos, suas finalidades, dosagens e possíveis efeitos colaterais. Conhecer esses fatos pode salvar a sua vida e a de seus entes queridos e ajudá-lo a lidar com doenças e ferimentos até que chegue ajuda qualificada.

Por que é importante ter este livro na mala de emergência ou no kit de primeiros socorros de viagem?

1. Acesso rápido à informação: Em situações de emergência, como desastres naturais, acidentes ou conflitos armados, o tempo é essencial. A identificação rápida e precisa do medicamento encontrado e a compreensão de seu uso podem afetar significativamente o resultado da situação.

2. Minimizar riscos: O uso inadequado de medicamentos pode trazer consequências graves. Este livro o ajudará a evitar erros relacionados à dosagem e compatibilidade de medicamentos, o que é especialmente importante em condições estressantes.

3. Autonomia e confiança: Conhecimento é poder. Com este livro você se sentirá mais confiante e preparado, mesmo nas circunstâncias mais imprevisíveis.

4. Mobilidade e conforto: O formato compacto do livro permite tê-lo sempre à mão, seja na mala de emergência, no kit de primeiros socorros de viagem ou na mochila. Ele se tornará seu companheiro confiável em viagens e excursões onde o acesso a instalações médicas é limitado.

5. Versatilidade de uso: O livro é adequado tanto para iniciantes quanto para sobreviventes experientes. Suas informações são úteis e compreensíveis para pessoas sem formação médica, tornando-se uma ferramenta universal para quem deseja estar preparado para qualquer desafio da vida.

"Protocolo de Sobrevivência: Lista de Medicamentos com Descrição" é o seu seguro em caso de imprevistos. Ele foi projetado para permitir que você lide com qualquer situação médica usando os medicamentos disponíveis com segurança e eficácia. Num mundo onde tudo pode mudar num momento, este livro se tornará seu aliado confiável na luta pela vida e pela saúde.

•••••••••••••••••••••••••••••••

Lista de nomes de medicamentos

ABACAVIR, (ZIAGENAVIR) Xarope Sulfato – 2 g/100 mL – Antirretroviral.

ABACAVIR, Sulfato (ZIAGENAVIR) - 300 mg - Antirretroviral.

ABACAVIR, Sulfato/LAMIVUDINA (KIVEXA) - 600 mg / 300 mg - Antirretroviral. Para o tratamento de infecções causadas pelo Vírus da Imunodeficiência Humana (HIV).

ABIRATERONA, de acetato (ZYTIGA) - 250 mg e 500 mg - No tratamento de pacientes com câncer de próstata metastático de alto risco que não receberam tratamento hormonal (CPmHN) ou em pacientes com câncer de próstata metastático sensível a hormônios (CPmHS) recém-diagnosticados alto risco em combinação com prednisona ou prednisolona e terapia de privação androgênica (ADT); -Tratamento de pacientes com câncer de próstata metastático resistente à castração, assintomáticos ou com sintomas leves após falha da terapia de privação androgênica, indicado em combinação com prednisona ou prednisolona; - Tratamento do cancro da próstata metastático avançado (cancro da próstata resistente à castração) em doentes que receberam quimioterapia prévia com um taxano, indicado em combinação com prednisona ou prednisolona.

ACARBOSE (GLUCOBAY) - 50 mg e 100 mg - Para tratamento de diabetes mellitus tipo 2.

ACECLOFENAC (BRISTAFLAM) - 1,5 g / 100 g - Antiinflamatório.

ACECLOFENAC (BRISTAFLAM) - 100 mg - Antiinflamatório não esteroidal.

ACECLOFENAC (BRISTAFLAM) Pó (Para solução) - 100 mg - Analgésico, Antiinflamatório com ação analgésica.

ACEMETACINA (RANTUDIL RETARD) (Liberação Prolongada) Cápsula de - 90 mg - Analgésico, Antiinflamatório com ação analgésica.

ACEMETACINA (RANTUDIL) Cápsula - 60 mg - Antiinflamatório não esteroidal com ação analgésica.

ACENOCUMAROL (SINTROM) - 4 mg - Anticoagulante. Tratamento e prevenção de doenças tromboembólicas.

Acetato de BETAMETASONA / Fosfato de Sódio de BETAMETASONA (CELESTONE SOLUSPAN) (injetável) - 2,71 mg / 3mg / 1 mL - Corticosteroide sistêmico

ACETILSALICILATO DE LISINA / METOCLOPRAMIDA /, Cloridrato (ANTIGRAM) Pó - 1620 mg / 10 mg - Medicamento útil em dor de cabeça vascular, Analgésico, Antiemético.

ACEXAMATE DE SÓDIO / SULFATO DE NEOMICINA (RECOVERON-NC) - 5g / 0,4g / 100g - Para cicatrização de feridas cirúrgicas, traumáticas e queimaduras.

ACEXAMATO DE SÓDIO / SULFATO DE NEOMICINA (RECOVERON-N) Pomada - 5 g / 0,4 g / 100 g - Auxiliar na reativação da neoformação epitelial.

ACICLOVIR (CICLOFERON) - 5 g/100 mL - Anti-herpético

ACICLOVIR (ZOVIRAX DISPERSABLE) (Dispersível) - 200 mg, 400 mg e 800 mg - Antiviral.

ACICLOVIR (ZOVIRAX) - 200 mg e 400 mg - Antiviral.

ACICLOVIR (ZOVIRAX) - 4 g/100 mL ou 200 mg/5 mL - Antiviral.

ACICLOVIR (ZOVIRAX) - 5 g/100 g - Antiviral para tratamento de herpes labial.

ÁCIDO ACETILSALICÍLICO (ASA 500) Cápsula - 500 mg - Analgésico, antipirético.

ÁCIDO ACETILSALICÍLICO (ASPIRINA JUNIOR) - 100 mg -Analgésico, antipirético.

ÁCIDO ACETILSALICÍLICO (ASPIRINA PROTECT) (Liberação Retardada) - 100 mg - Para a prevenção de infarto agudo do miocárdio, doença vascular cerebral e angina de peito. Prevenção de trombocitopenia pós-cirúrgica, profilaxia de trombose venosa profunda e tromboembolismo pulmonar.

ÁCIDO ACETILSALICÍLICO (ASPIRINA) - 500 mg - Analgésico, antipirético e antiinflamatório.

ÁCIDO ACETILSALICÍLICO (ASPIRINA) (Efervescente) - 500 mg - Analgésico antipirético, anti-inflamatório e antiplaquetário.

ÁCIDO ACETILSALICÍLICO (CORASPIR) Grânulos - 100 mg, 160 mg e 300 mg - Analgésico, antipirético, antiespasmódico. Agente antiplaquetário profilático em doenças vasculares de origem trombótica.

ÁCIDO ACETILSALICÍLICO / ÁCIDO CÍTRICO / ÁCIDO TARTÁRICO / BICARBONATO DE SÓDIO (PICOT PLUS) Pó - 0,5 g / 1,9485 g / 0,2165 g /2,485 g - Para o alívio temporário de desconforto gástrico e dor de cabeça após ingestão excessiva de alimentos e bebidas

ÁCIDO ACETILSALICÍLICO / BICARBONATO DE SÓDIO / ÁCIDO CÍTRICO (ALKA-SELTZER) (Efervescente) - 0,324 g / 1,976 g / 1,0 g e 0,325 g / 1,7 g / 1,0 g - Analgésico, Antipirético, Antiácido

ÁCIDO ACETILSALICÍLICO / CAFEÍNA (Anidra) (CAFIASPIRINA) - 500 mg / 30 mg - Analgésico, antipirético.

ÁCIDO ACETILSALICÍLICO / CAPTOPRIL (CAPTRAL ASA) - 40 mg / 25 mg - Anti-hipertensivo (Inibidor da ECA)

ÁCIDO ACETILSALICÍLICO / DIPIRIDAMOL (AGGRENOX) Cápsula (Liberação Prolongada) - 25 mg / 200 mg - Anticoagulante, prevenção de evento vascular cerebral

ÁCIDO ACETILSALICÍLICO / METOCARBAMOL (REMISOL PLS) - 325 mg / 400 mg - Relaxante muscular, analgésico, antipirético.

ÁCIDO ACETILSALICÍLICO / PARACETAMOL / CAFEÍNA (EXCEDRIN) - 250 mg / 250 mg / 65 mg - Enxaqueca, alivia dores fortes e leves devido a: dor de cabeça, resfriado, artrite, dores musculares, sinusite, dor dentária e cólicas menstruais.

ÁCIDO ACETILSALICÍLICO/ CAFEÍNA/ ERGOTAMINA, Tartarato

ÁCIDO ACETILSALICÍLICO/CAFEÍNA (CAFIASPIRINA FORTE) - 650 mg / 65 mg - Auxiliar no tratamento sintomático do resfriado comum, analgésico e antipirético.

ÁCIDO ACETILSALICÍLICO/FENILEFRINA, Bitartarato de/CLORFENAMINA, Maleato de (TABCIN) (Efervescente) - 324mg/8mg/2mg; 500mg/8mg/2mg e 338mg/7,8mg/2mg – Auxiliar no tratamento sintomático do resfriado comum.

ÁCIDO ACEXÂMICO (Acexamato de Cálcio) (RECOVERON) Grânulos - 4.740 g - Adjuvante na terapia de ossificação de fraturas por osteoporose e hipocalcemia. Auxiliar no tratamento de cicatrização da pele.

ÁCIDO ACEXÂMICO (acexamato de sódio) (RECOVERON C) - 5 g / 100 g - Cicatrizante e regenerador de tecidos.

ÁCIDO ACEXÂMICO (acexamato de sódio) (RECOVERON) Pomada - 5 g / 100 g - Cicatrizante dérmico.

ÁCIDO ACEXÂMICO (acexamato de sódio) / BROMETO DE CETRIMÔNIO (DERMATOLONE) - 5 g / 1 g / 100 g - Dermatoses diversas.

ÁCIDO ALENDRÔNICO (FOSAMAX) - 70 mg - Tratamento e prevenção da osteoporose em homens e mulheres.

ÁCIDO ALENDRÔNICO/COLECALCIFEROL (FOSAMAX PLUS) - 70 mg / 2800 UI e 70 mg / 5600 UI - Tratamento e prevenção da osteoporose em homens e mulheres.

ÁCIDO ASCÓRBICO (FEMIPRIM) - 250 mg - Restaurador da flora vaginal.

ÁCIDO ASCÓRBICO (REDOXON FORTE) (Efervescente) - 2 g - Deficiência de vitamina C, escorbuto e prevenção de desconforto pelo frio.

ÁCIDO ASCÓRBICO (REDOXON) (Efervescente) - 1000 mg - Para o tratamento e prevenção de deficiências de vitamina C. Contribui para o funcionamento do sistema imunológico, prevenção e tratamento de gripes e resfriados comuns, auxilia na cicatrização e cicatrização de feridas, fraturas e queimaduras, promove a absorção intestinal de ferro e participa da defesa antioxidante do organismo.

ÁCIDO ASCÓRBICO (REDOXON) (Injetável) - 1 g/10 mL - Para deficiência de Vitamina C

ÁCIDO ASCÓRBICO / CLORFENAMINA, Maleato de / FENILEFRINA, Bitartarato de / PARACETAMOL (TABCIN INFANTIL) (Efervescente) - 30 mg / 1 mg / 3,89 mg /162 mg - Auxiliar no tratamento sintomático do resfriado comum.

ÁCIDO ASCÓRBICO / METAMIZOL Sódico / BENZILPENICILINA, Clemizol (ALIVIN PLUS) (Injeção) - 125 mg / 250 mg / 200.000 U e 250 mg / 500 mg /300.000 U - Antibiótico (beta-lactâmico) para infecções causadas por germes sensíveis.

ÁCIDO AZELAICO (FINACEA) - 15 g / 100 g - Auxiliar no tratamento de acne vulgar e Rosácea Pápula Postular.

ÁCIDO BÓRICO / BÓRAX (LAV OPHTHENE) - 2 g / 0,4 g / 100 mL - Antisséptico oftálmico

ÁCIDO CÍTRICO / ÁCIDO TARTÁRICO / BICARBONATO DE SÓDIO

(SAL DE UVAS PICOT) Pó (Efervescente) - 1,9485 g / 0,2165 g /2,4850 g - Antiácido.

ÁCIDO CLAVULÂNICO (Clavulanato de Potássio) / AMOXICILINA (Trihidratada) (AUGMENTIN ES 600) - 42,9 mg / 600 mg /5 mL - Antibiótico para infecções causadas por germes produtores de beta-lactamases.

ÁCIDO CLAVULÂNICO (Clavulanato de Potássio) / AMOXICILINA (Trihidratada) (AUGMENTIN) - (62,50 mg / 250 mg) / 5 mL e (31,25 mg / 125 mg) / 5mL - Antibiótico para infecções causadas por germes produtores de beta-lactamases.

ÁCIDO CLAVULÂNICO (Clavulanato de Potássio) / AMOXICILINA (Trihidratada) (AUGMENTIN) - 125 mg / 500 mg - Antibiótico para infecções causadas por germes produtores de beta-lactamases.

ÁCIDO CLAVULÂNICO (Clavulanato de Potássio) / AMOXICILINA (Trihidratada) (AUGMENTINA 12 H) - 125 mg / 875 mg - Antibiótico para infecções causadas por germes produtores de beta-lactamases.

ÁCIDO CLAVULÂNICO (Clavulanato de Potássio) / AMOXICILINA (Trihidratada) (AUGMENTINA 12 H) - 28,5 mg/200 mg/5 mL e 57 mg/400 mg/5 mL - Antibiótico para infecções causadas por germes produtores de beta-lactamases.

ÁCIDO FÓLICO (AF VALDECASAS) - 1 mg, 4 mg e 5 mg - Antianêmico e em mulheres em idade reprodutiva para prevenir ou reduzir o risco de produtos com alterações na formação do tubo neural como espinha bífida ou meningocele

ÁCIDO FÓLICO (AF VALDECASAS) - 400 mcg - Para deficiências de ácido fólico

ÁCIDO FÓLICO / FUMARATO FERROSO (DIALELI AF) - 5 mg / 200 mg - Prevenir alterações na formação e fechamento do tubo neural durante a gravidez, anemia hipocrômica, hematopoiética.

ÁCIDO FÓLICO / SULFATO FERROSO ANIDRO (TARDYFERON FOL) (liberação prolongada) - 0,350 mg/80 mg - Antianêmico.

ÁCIDO FUSÍDICO (FUCIDINA) - 2 g / 100 g - Dermatoses diversas, antimicrobiano.

ÁCIDO FUSÍDICO, hemi-hidratado / BETAMETASONA, Valerato (FUCICORT) - (20 mg / 1 mg) / 1 g - Antiinflamatório esteroidal tópico, antimicrobiano.

ÁCIDO IBANDRÔNICO (Ibandronato monossódico monohidratado) (BONVIVA) - 150 mg - Tratamento e prevenção da osteoporose em mulheres na pós-menopausa.

ÁCIDO MEFENÂMICO (PONSTAN 500) - 500 mg - Analgésico. Para o alívio sintomático da artrite reumatóide (incluindo doença de Still), osteoartrite, dores de origem muscular, traumática e dentária, cefaleias, dores pós-operatórias, pós-parto, dismenorreia primária, menorragia e síndrome pré-menstrual.

ÁCIDO MICOFENÓLICO (Micofenolato de sódio) (MYFORTIC) (Liberação retardada) - 180 mg e 360 mg - Adjuvante para profilaxia de rejeição em transplante renal.

ÁCIDO MICOFENÓLICO (Micofenolato mofetil) (CELLCEPT) - 500 mg - Auxiliar no transplante de fígado, profilaxia de rejeição no transplante renal, auxiliar no transplante cardíaco.

ÁCIDO NICOTÍNICO (HIPOCOL) - 100 mg e 500 mg - Hipolipidêmico.

ÁCIDO TIAPROFÊNICO (SURGAM 300) - 300 mg - Tratamento de dor e inflamação.

ÁCIDO TIÓCTICO (THIOCTACID 600 HR) - 600 mg - Para o tratamento de sintomas associados à polineuropatia diabética periférica.

ÁCIDO UNDECILÊNICO / UNDECILENATO DE ZINCO / HIDROXITETRACLORETO DE ALUMÍNIO ZIRCÔNIO GLICINA (MICOTEX) - 4 g / 10 g / 0,5 g - Antifúngico de amplo espectro.

ÁCIDO UNDECILÊNICO / UNDECILINATO DE ZINCO / TRICLOSAN (TING) Aerossol - 2,4 g / 20 g / 0,2 g /100 g - Antifúngico de amplo espectro.

ÁCIDO UNDECILÊNICO e UNDECILENICATO DE ZINCO (DESENEX AEROSSOL) - 19,06 g / 100 g - Antifúngico de amplo espectro.

ÁCIDO UNDECILÊNICO e UNDECILINATO DE ZINCO / TRICLOSAN (TING) - 3,78 g / 0,1 g / 100 g - Antifúngico de amplo espectro.

ÁCIDO UNDECILÊNICO e UNDECILINATO DE ZINCO / TRICLOSAN (TING) Pó - 6,26 g / 0,2 g / 100 g - Antifúngico de amplo espectro.

ÁCIDO URSODEOXICÓLICO (URSOFALK T500) - 500 mg - Para a discálculos biliares e colesterol

ÁCIDO URSODEOXICÓLICO (URSOFALK) Cápsula de - 250 mg - Para a discálculos biliares e colesterol

ÁCIDO VALPRÓICO (DEPAKENE) Cápsula - 250 mg - Tratamento da epilepsia em caso de crises parciais, simples/complexas e/ou generalizadas, crises de ausência, tônicas, clônicas e mioclônicas. Tratamento concomitante em crises de múltiplos tipos, crises psicomotoras e sintomáticas.

ÁCIDO VALPRÓICO (valproato de sódio) (DEPAKENE) (Injetável) - 500 mg/5 mL - Tratamento da epilepsia.

ÁCIDO VALPRÓICO (Valproato Semissódico) (EPIVAL ER) (Liberação Prolongada) - 250 mg e 500 mg - Tratamento da epilepsia; para o tratamento de episódios maníacos associados ao transtorno bipolar e para a profilaxia da enxaqueca.

Ácido valpróico (valproato semissódico) (EPIVAL SPRINKLE) (liberação retardada) Cápsula de - 125 mg - Epilepsia

ÁCIDO VALPRÓICO (Valproato Semissódico) (EPIVAL) (Liberação Retardada) - 250 mg e 500 mg - Tratamento da epilepsia; para o tratamento de episódios maníacos associados ao transtorno bipolar e para a profilaxia da enxaqueca.

ÁCIDO ZOLEDRÔNICO (Monoidrato) (ACLASTA) (Injetável) - 5 mg/100 mL - Tratamento e prevenção da osteoporose em homens e mulheres com ou sem pós-menopausa, tratamento da doença óssea de Paget.

ÁCIDO ZOLEDRÔNICO (Monoidrato) (ZOMETA) (Injetável) - 4 mg/5 mL - Regulador do metabolismo ósseo, inibidor da reabsorção óssea, tratamento da hipercalcemia associada a processos neoplásicos; adjuvante na osteogênese imperfeita em pacientes pediátricos.

ADEMETIONINA, 1, 4-Butandissulfato (SAMYR) - 500 mg - Colestase intra-hepática em estados pré-cirróticos (insuficiência hepática, hepatite, esteatohepatite, fibrose) e cirróticos. Colestase intra-hepática da gravidez.

ADEMETIONINA, 1,4-Butandissulfato (SAMYR) (Injetável) - 500 mg/5mL - Tratamento da colestase intra-hepática nas fases precirrótica (hepatite, esteatohepatite) e cirrótica (fibrose, insuficiência hepática), bem como na colestase da gravidez intra-hepática.

ADENOSINA (PISDENE) (Injetável) - 6 mg / 2 mL - Vasodilatador coronário. Antiarrítmico.

ALBENDAZOL (ZENTEL) - 200 mg - Nematóides, cestóides, estrongiloidose, teníase e anti-helmíntico.

ALBENDAZOL (ZENTEL) - 4 g / 100 mL - Anti-helmíntico, nematóides, cestóides, estrongiloidose, teníase.

ALBENDAZOL / QUINFAMIDA (LOXCELL NF) - 400 mg / 300 mg - Antiparasitário. Antiamebínico intestinal.

ALBENDAZOL / QUINFAMIDA (OXAL) - 200 mg / 150 mg - Antiparasitário, antiamebínico intestinal.

ALBENDAZOL/QUINFAMIDA (OXAL) - (400 mg /100 mg)/10 mL e (400 mg/200 mg)/ 20 mL - Antiparasitário, antiamebínico intestinal.

ALBENDAZOLE (ESKAZOLE) - 400 mg - Para tratamento de parasitoses intestinais como: Ascaris (Vermes), Teníase (Tênia), Oxiuríase, Giardíase, entre outras.

ALCAFTADINA (LASTACAFT) - 2,5 mg/mL - Prevenção do prurido associado à conjuntivite alérgica.

ALFADIHYDROERGOCRYPTIN, Mesilato (DIAMIN) - 10 mg e 20 mg - Terapia de adição na doença de Parkinson, Inibição da hiperprolactinemia da lactação com amenorreia e galactorreia.

ALFUZOSINA (XATRAL OD) (liberação prolongada) - 10 mg - Tratamento da hipertrofia benigna da próstata.

ALISCIRENO / HIDROCLOROTIAZIDA (RASILLES HTC) - 150 mg / 12,5 mg, 150 mg / 25 mg, 300 mg / 12,5 mg e 300 mg / 25 mg - Anti-hipertensivo.

ALMAGATO (ALMAX) - 13,3 g / 100 mL e 1,5 g / 15 mL - Antiácido auxiliar no tratamento de úlcera duodenal, gastrite, dispepsia, hipercloridria, úlcera gástrica, esofagite, hérnia de hiato.

ALMAGATO (ALMAX) (Mastigável) - 500 mg - Gastrite, dispepsia, hipercloridria, auxiliar no tratamento de úlcera duodenal, úlcera gástrica, esofagite, hérnia de hiato.

ALOGLIPTINA / PIOGLITAZONA (INCRESIN-P) - 25 mg / 15 mg, 25 mg / 30 mg e 25 mg /45 mg - Tratamento de Diabetes Mellitus Tipo 2

ALOÍNA / ATROPINA, Sulfato de / D NORPSEUDOEFEDRINA, Cloridrato de (REDOTEX NF) Cápsula (Liberação prolongada) - 16,2 mg/0,360 mg / 50 mg - Anorexígeno.

ALOÍNA / ATROPINA, Sulfato de DIAZEPAM / D-NORPSEUDOEFEDRINA, Cloridrato de TRIYODOTIRONINA DE SÓDIO (REDOTEX) Cápsula (Liberação Prolongada) - 16,2 mg / 0,360 mg / 8 mg / 50 mg / 0,075 mg - Anorexígeno.

ALOPURINOL (ZYLOPRIM) - 100 mg e 300 mg - Anti-hiperuricêmico.

ALPRAZOLAM (NEUPAX) - 0,5 mg - Ansiolítico.

ALPRAZOLAM (TAFIL) - 0,25 mg, 0,5 mg, 1 mg e 2 mg - Ansiedade, depressão, transtorno de pânico.

ALPRAZOLAM (TAFIL) - 0,75 mg/mL e 75 mg/100 mL - Ansiolítico.

ALPROSTADIL (CAVERJECT) (Injetável) - 10 mcg e 20 mcg - Disfunção erétil

ALUMÍNIO, Hidróxido / MAGNÉSIO, Hidróxido (MELOX) - (3,7 g, 4 g) / 100 mL - Auxiliar no manejo de condições que causam hiperacidez: gastrite, úlcera péptica e gastroduodenal, azia durante a gravidez, gastrite induzida por medicamentos.

ALUMÍNIO, Hidróxido de / DIMETICONA / MAGNÉSIO, Hidróxido de (MELOX PLUS) - 3,7 g / 0,50 g / 4 g /100 mL - Antiácido e antiflatulento.

ALUMÍNIO, Hidróxido de / MAGNÉSIO, Hidróxido de / SIMETICONE (NOAX 3) Gel - (0,8 g/0,5 g/0,075 g)/ 5 mL - Antiflatulento, Antiácido.

ALUMÍNIO, Hidróxido de MAGNÉSIO, Hidróxido de METOCLOPRAMIDA, Cloridrato de SIMETICONE (PRAMIGEL) - 3,918 g / 4,235 g / 1,188 g / 0,529 g / 100 mL - Antiflatulento, antiácido, procinético e antiemético.

ALUMÍNIO, Hidróxido de MAGNÉSIO, Hidróxido de METOCLOPRAMIDA, Monocloridrato de SIMETICONE (PRAMIGEL) - 200 mg/200 mg/10 mg/50mg - Antiflatulento, antiácido, procinético e antiemético.

ALVERINE, Citrato / SIMETICONE (METEOSPASMYL) Cápsula -60 mg / 300 mg - Anticolinérgico, antiespasmódico, antiflatulento, síndrome do intestino irritável.

AMANTADINA, Cloridrato de / CLORFENAMINA, Maleato de / PARACETAMOL (ANTIFLU-DES JR) Xarope - 0,5 g / 0,02 g / 3 g /100 mL - Auxiliar no tratamento sintomático do resfriado comum.

AMANTADINA, Cloridrato de / CLORFENAMINA, Maleato de / PARACETAMOL (ANTIFLU-DES) Cápsula - 50 mg / 3 mg / 300 mg - Auxiliar no tratamento sintomático do resfriado comum.

AMANTADINA, Cloridrato de CLORFENAMINA, Maleato de PARACETAMOL (ANTIFLU-DES PEDIÁTRICO) - 2,5 g / 0,1 g / 15 g /100 mL - Auxiliar no tratamento sintomático do resfriado comum

Amantadina, de sulfato (PK-MERZ) - 100 mg - antiparkinsoniano

AMANTADINA, Sulfato (PK-MERZ) (Injetável) - 40 mg/100 mL - Antiparkinsoniano.

AMBRISENTAN (VOLEBRIS) - 5 mg e 10 mg - Para tratamento da

hipertensão arterial pulmonar idiopática classe funcional II-III.

AMBROXOL, (MUCOANGIN) Cloridrato - 20 mg - Ajuda a aliviar a dor de garganta irritada.

AMBROXOL, (MUCOSOLVAN) Cloridrato - 30 mg - Auxiliar na expectoração de catarro.

AMBROXOL, (MUCOSOLVAN) Cloridrato (Injetável) - 15 mg/2 mL - Mucolítico.

AMBROXOL, Cloridrato (MUCOSOLVAN) - 300 mg/100 mL, 600 mg/100 mL e 750 mg/100 mL – Auxiliar na expectoração de catarro.

AMBROXOL, Cloridrato / CLARITROMICINA (REZPLEN) - 45 mg/500 mg - Antimicrobiano para infecções causadas por germes sensíveis. Mucolítico.

AMBROXOL, Cloridrato / CLENBUTEROL, Cloridrato (BROXOL PLUS) - 750 mg / 500 mcg / 100mL - Broncodilatador, mucolítico.

AMBROXOL, Cloridrato / CLENBUTEROL, Cloridrato (MUCOSOLVAN COMPOSITUM) - 150 mg / 0,1 mg /100 mL - Broncodilatador, mucolítico.

AMBROXOL, Cloridrato / DEXTROMETORFANO, Hidrobrometo de (HISTIACIL NF) Cápsula - 22,5 mg / 22,5 mg - Auxiliar na expectoração de catarro, Antitússico.

AMBROXOL, Cloridrato / LORATADINA (CORICIDIN EXPEC) - 600 mg / 100 mL /100mL - Auxiliar na expectoração de catarro, auxiliar no tratamento sintomático do resfriado comum.

AMBROXOL, Cloridrato / SALBUTAMOL, Sulfato (AEROFLUX) - 0,15 g / 0,04 g /100 mL - Broncodilatador, mucolítico. Bronquite aguda e crônica. Asma e em geral nos processos agudos e crônicos que envolvem retenção de secreções e broncoespasmo.

AMBROXOL, Cloridrato / SULFAMETOXAZOL / TRIMETOPRIME (BROGAMAX) - (0,150 g/4 g/0,800 g)/ 100 mL - Antimicrobiano (sulfa) para tratamento de infecções causadas por germes sensíveis, mucolítico.

AMBROXOL, Cloridrato / SULFAMETOXAZOL / TRIMETOPRIME (BROGAMAX) - 30 mg / 800 mg / 160 mg - Antimicrobiano (macrólido).

AMBROXOL, Cloridrato de / DEXTROMETORFANO, Hidrobrometo de (HISTIACIL NF) Xarope - (225 mg / 225 mg) / 100 mL e (150 mg / 113 mg) / 100 mL - Auxiliar na expectoração de catarro. Antitússico.

AMBROXOL, Cloridrato/CLARITROMICINA (REZPLEN) - 15 mg/250 mg/5 mL - Antibiótico (macrólido) para infecções causadas por germes sensíveis, mucolítico.

AMBROXOL, Cloridrato/DEXTROMETORFANO, Hidrobrometo (HISTIACIL NF) - 22,5 mg / 22,5 mg - Auxiliar na expectoração de catarro. Antitússico.

AMBROXOL, Cloridrato/LORATADINA (CORICIDIN EXPEC) - 30 mg / 5 mg - Auxiliar na expectoração de catarro. Auxiliar no tratamento sintomático do resfriado comum.

AMFERAMONA (NEOBES) Cápsula (liberação prolongada) Cloridrato de - 75 mg - Anorexígeno.

AMINOPHENAZONA/BUFENINA, Cloridrato/DIFENILPIRALINA, Cloridrato (FLUMIL) Cápsula - 40 mg/1,5 mg/1,5 mg - Anti-histamínico, analgésico e descongestionante nasal.

AMINOPILINA (DRAFILYN-Z) (Injetável) - 250 mg / 10 mL - Broncodilatador.

AMIODARONA, (CORDARONE) Cloridrato - 200 mg - Antiarrítmico.

AMIODARONA, Cloridrato (CORDARONE) (Injetável) – 150 mg/3 mL – Tratamento de arritmias ventriculares.

AMISULPRIDA (SOLIAN) - 200 mg e 400 mg - Tratamento da esquizofrenia.

AMITRIPTILINA, Cloridrato de DIAZEPAM / PERFENAZINA (ADEPSIQUE) - 10 mg / 3 mg / 2 mg - Antidepressivo, ansiolítico.

AMLODIPINA, Besilato (NORVAS) - 5 mg e 10 mg - Tratamento de hipertensão, doença arterial coronariana, angina crônica estável.

AMLODIPINA, Besilato de Potássio / LOSARTAN (BICARTIAL) Cápsula - 2,5 mg / 50 mg e 5 mg / 100 mg - Anti-hipertensivo.

AMLODIPINA, Camsilato de Potássio / LOSARTAN (COZAAR XQ) - 5 mg / 50 mg e 5 mg / 100 mg - Anti-hipertensivo.

AMLODIPINA, de Besilato de Cálcio / ATORVASTATINA (CADUET) - 5 mg / 10 mg; 5mg/20mg; 5mg/40mg; 5 mg/80 mg - Anti-hipertensivo. Dislipidemia.

AMLODIPINA, Maleato (AMTEV) - 5 mg e 10 mg - Anti-hipertensivo (antagonista do cálcio).

AMLOPIDINO / VALSARTAN / HIDROCLOROTIAZIDA (EXFORGE HCT) - 5 mg/ 160 mg/ 12,5 mg; 10 mg/160 mg/12,5 mg; 5mg/160mg/25mg; 10 mg/160 mg/25 mg e 10 mg/320 mg/25 mg - Anti-hipertensivo.

AMLOPIDINO, Besilato / VALSARTAN (EXFORGE) -5 mg / 80 mg;5 mg / 160 mg;5 mg / 320 mg;10 mg / 160 mg e 10 mg / 320 mg - Anti-hipertensivo.

AMLOTRIPTAN, de Malato Ácido (ALMOGRAN) - 12,5 mg - Antienxaqueca.

AMOXICILIN (tri-hidratada) (PENAMOX) - 250 mg / 5 mL e 500 mg / 5 mL - Antibiótico (beta-lactâmico) para infecções causadas por germes sensíveis.

AMOXICILIN (trihidratada) / PIVOXIL SULBACTAM (TRIFAMOX IBL) - (125 mg / 125 mg) / 5mL e (250 mg / 250 mg) / 5 mL - Antibiótico para infecções causadas por germes produtores de beta-lactamases.

AMOXICILIN (trihidratado) / PIVOXIL SULBACTAM (TRIFAMOX IBL) - 250 mg / 250 mg e 500 mg / 500 mg - Antibiótico para infecções causadas por germes produtores de beta-lactamase.

AMOXICILINA (trihidratada) (AMOXIL 12H) - 400 mg / 5 mL - Antibiótico (beta-lactâmico) para infecções causadas por germes sensíveis.

AMOXICILINA (trihidratada) (AMOXIL 12H) - 875 mg - Antibiótico para infecções causadas por germes suscetíveis.

AMOXICILINA (trihidratada) (AMPLIRON) - 750 mg - Antibiótico (beta-lactâmico) para infecções causadas por germes sensíveis.

AMOXICILINA (trihidratada) (PENAMOX H12) - 400 mg / 5 mL - Antibiótico (beta-lactâmico) para infecções causadas por germes sensíveis.

AMOXICILINA (trihidratada) (PENAMOX) - 1 g - Antibiótico (beta-lactâmico) para infecções causadas por germes sensíveis.

AMOXICILINA (trihidratada) (PENAMOX) Cápsula - 250 mg e 500 mg - Antibiótico (beta-lactâmico) para infecções causadas por germes sensíveis.

AMOXICILINA (trihidratada) / ÁCIDO CLAVULÂNICO (Clavulanato de Potássio-Silóide) (CLAVULINA 12 H) - 600 mg / 42,9 mg /5 mL - Antibiótico para infecções causadas por germes produtores de beta-lactamases.

AMOXICILINA (Trihidratada) / ÁCIDO CLAVULÂNICO (Clavulanato de Potássio) (CLAVULINA 12 H) - (200 mg / 28,5 mg) / 5 mL e (400 mg / 57 mg) / 5 mL - Antibiótico para infecções causadas por germes produtores de beta- lactamase.

AMOXICILINA (Trihidratada) / ÁCIDO CLAVULÂNICO (Clavulanato de Potássio) (CLAVULINA 12 H) - 875 mg / 125 mg - Antibiótico para infecções causadas por germes produtores de beta-lactamases.

AMOXICILINA (trihidratada) / ÁCIDO CLAVULÂNICO (Clavulanato de Potássio) (CLAVULINA) - 250 mg/62,5 mg/5mL e 125 mg/31,25 mg/5 mL - Antibiótico para infecções causadas por germes produtores de beta-lactamases.

AMOXICILINA (trihidratada) / BROMEXINA, Cloridrato (PENAMOX M) - 250 mg / 8 mg / 5 mL, 500 mg / 8 mg / 5 mL - Antibiótico (beta-lactâmico) para infecções causadas por germes sensíveis. Mucolítico.

AMOXICILINA (trihidratada) / BROMEXINA, Cloridrato (PENAMOX M) Cápsula - 500 mg / 8 mg - Antibiótico (betal-lactâmico) para infecções causadas por germes sensíveis. Mucolítico.

AMOXICILINA (trihidratada) / pivoxil SULBACTAM (TRIFAMOX IBL 12H) - 200 mg / 50 mg /1 mL - Antibiótico para infecções causadas por germes produtores de beta-lactamases.

AMOXICILINA (trihidratada) / pivoxil SULBACTAM (TRIFAMOX IBL 12H) - 875 mg / 125 mg - Antibiótico para infecções causadas por germes produtores de beta-lactamase.

AMOXICILINA Sódica / SULBACTAM Sódio (TRIFAMOX IBL) (Injetável) - (500 mg / 250 mg) / 5mL e (1000 mg / 500 mg) / 5mL - Antibiótico para infecções causadas por germes produtores de beta-lactamases.

AMPHEBUTAMONE (WELLBUTRIN) (liberação estendida) - 150 mg - Antidepressivo.

AMPHOTERCINA B (AMBISOME) (Injeção) - 50 mg - Antifúngico.

AMPICILIN (trihidratada) (PENBRITIN) Cápsula de - 250 mg e 500 mg - Antibiótico (beta-lactâmico).

AMPICILIN (trihidratado) (PENBRITIN) - 125 mg/5 mL, 250 mg/5mL e 500 mg/5 mL - Antibiótico (beta-lactâmico) para infecções causadas por germes sensíveis.

AMPICILIN (trihidratado) / DICLOXACILINA sódica (monohidratada) (PANAC) Cápsula - 250 mg / 125 mg - Antibiótico (beta-lactâmico) para infecções causadas por germes sensíveis.

ANASTROZOL (ARIMIDEX) - 1 mg - Antineoplásico, para tratamento de câncer de mama.

ANFEPRAMONA, Cloridrato (IFA NOREX) - 50 mg - Anorexígeno.

ANFOTERICINA B (ABELCET) (Injeção) - 5 mg/mL - Antifúngico.

ANIDULAFUNGINA (EQUALTHA) (Injetável) - 100 mg - Tratamento de candidíase invasiva, incluindo candidemia em pacientes adultos. Tratamento da candidíase esofágica em pacientes adultos.

APIXABÁN (ELICUIS) - 5 mg e 25 mg - Prevenção primária da doença tromboembólica venosa. Prevenção primária de eventos vasculares cerebrais em pacientes com fibrilação atrial não valvular. Tratamento de trombose venosa profunda (TVP) e embolia pulmonar (EP) em adultos. Prevenção de TVP e EP recorrentes em adultos.

APREPITANT (EMEND) Cápsula - 80 mg e 125 mg - Para tratamento de náuseas e vômitos pós-operatórios. Antiemético em quimioterapia e radioterapia.

ARIPIPRAZOL (ABILIFY) - 10 mg, 15 mg e 30 mg - Antipsicótico. Esquizofrenia (episódio agudo, terapia de manutenção e transtornos esquizoafetivos). Episódio maníaco associado ao transtorno bipolar, tratamento adjuvante para transtorno depressivo maior.

ATENOLOL (TENORMIN) - 50 mg e 100 mg - Bloqueador dos receptores beta-adrenérgicos, Antiarrítmico, Anti-hipertensivo.

ATENOLOL / CLORTALIDONA (TENORÉTICO) - 50 mg/12,5 mg e 100 mg/25 mg - Anti-hipertensivo.

ATENOLOL / NIFEDIPINA (PLANACOR LP) (liberação estendida) Cápsula - 50 mg / 20 mg - Anti-hipertensivo

ATOMOXETINA, Cloridrato (STRATTERA) Cápsula - 10 mg, 18 mg, 25 mg, 40 mg, 60 mg, 80 mg e 100 mg - Transtorno de déficit de atenção e hiperatividade.

ATORVASTATINA, cálcio (trihidratado) (LIPITOR) - 10 mg, 20 mg, 40 mg e 80 mg - Hipocolesterolêmico.

ATOSIBAN (TRACTOCILE) (Injeção) - 6,75 mg/0,9 mL e 37,5 mg/5 mL - Inibidor da contratilidade uterina.

AZACITIDINA (VIDAZA) (Injeção) - 100 mg (25 mg/mL) - Tratamento de pacientes com síndromes mielodisplásicas de risco intermediário e alto e leucemia mieloide aguda.

AZATIOPRINA (IMURAN) - 50 mg - Para promover a sobrevivência de transplantes de órgãos, doença inflamatória intestinal moderada a grave, artrite reumatóide grave, lúpus eritematoso sistêmico, dermatomiosite e polimiosite, hepatite autoimune ativa crônica, pênfigo vulgar, poliarterite nodosa, anemia hemolítica autoimune , púrpura trombocitopênica idiopática crônica refratária, esclerose múltipla remitente-recorrente.

AZELASTINA / FLUTICASONA (DYMISTA D) (para inalação) - 0,100% / 0,037% - Alívio sintomático da rinite alérgica sazonal.

AZELASTINE, Cloridrato (ASTELIN) - 1 mg / 1 mL - Rinite alérgica sazonal e perene.

AZITROMICINA (dihidratada) (AZITROCINA) - 500 mg - Antibiótico (macrólido) para infecções causadas por germes sensíveis.

AZITROMICINA (dihidratada) (AZITROCINA) Pó - 600 mg e 900 mg - Antibiótico (macrólido) para infecções causadas por germes sensíveis.

BAZEDOXIFENO / ESTROGÊNIOS CONJUGADOS (DUAVIVE) - 20 mg / 0,450 mg e 20 mg / 0,625 mg - Tratamento para sintomas vasomotores moderados a graves associados à menopausa, sintomas de deficiência de estrogênio associados à menopausa, sintomas moderados a graves de atrofia vulvar e vaginal, associada à menopausa. Prevenção da osteoporose pós-menopausa. Em pacientes nos quais a terapia de reposição hormonal não está contraindicada.

BECLOMETASONA, Diprionato (Micronizado) (BECONASE AQUA) - 50 mg / 100 mL - Rinite alérgica sazonal e perene, Antiinflamatório esteróide.

BECLOMETASONA, Dipropionato / FORMOTEROL, Fumarato (INNOVAIR) Aerossol (Para inalação) - 1.724 mg / 0,103 mg - Tratamento habitual da asma. Tratamento sintomático de pacientes com doença pulmonar obstrutiva crônica (DPOC).

BENSERAZIDA, Cloridrato de LEVODOPA (MADOPAR) - 25 mg/100 mg - Para o tratamento da doença de Parkinson, para o tratamento sintomático da síndrome das pernas inquietas (SPI) incluindo SPI idiopática e SPI por insuficiência renal, necessitando de análise.

BENZIDAMINA, (LONOL) Cloridrato - 5 g / 100 g - Analgésico. Antiinflamatório com ação analgésica.

BENZIDAMINA, Cloridrato (LONOL) - 0,150 g / 100 mL - Auxiliar na inflamação e dor na cavidade orofaríngea.

BENZIDAMINA, Cloridrato (VANTAL-V) - 5 g / 100 mL - Antisséptico, Antiinflamatório não esteroidal.

BENZIDAMINA, Cloridrato (VANTAL) - 0,5 g / 100 g - Indicado em processos inflamatórios das gengivas como gengivite, periodontite, pericoronite e inflamações por cirurgia dentária, próteses dentárias mal adaptadas, ortodontia e extrações. Ajuda a eliminar a placa dentária. Previne e trata a mucosite orofaríngea induzida por quimioterapia e radiação.

BENZIDAMINA, Cloridrato / MENTOL / SALICITATO DE METILO (LONOL SPORT) Gel - (5 g / 10 g / 3 g) / 100 g - Analgésico, antiinflamatório não esteroidal, relaxante muscular.

BENZIDAMINA, Gel Cloridrato (VANTAL) - 5 g / 100 g - Antiinflamatório não esteroidal para aplicação cutânea.

Benzilpenicilina Procain / Monohidrato de Sodium / Metamizol de Sodium (Responsável) (injeção) - (300.000 UI / 100.000 UI / 500 mg) / 2 ml e

(255.000 UI / 75.000 IU / 200 mg) / 2 ml -Antibiotics (255.000 UI / 75.000 IU / 200 mg) / 2 ml -Antibiotics (p.15.000 IU / 200.000 Mg) / 2 ml -Antibiotics (re -ladras).

BENZILPENICILINA PROCAÍNA / BENZILPENICILINA SÓDIO CRISTALINA (HIDROCILINA) (injetável) - (300.000 U / 100.000 U) / 2 mL e (600.000 U / 200.000 U) / 2 mL - Antibiótico para infecções causadas por bactérias suscetíveis.

BENZILPENICILINA SÓDICA / CLEMIZOL BENZILPENICILINA (ANAPENIL) (injetável) - (100.000 UI / 300.000 UI) / 2 mL e (200.000 UI / 800.000 UI) / 3 mL - Antibiótico (beta-lactâmico) para infecções causadas por germes sensíveis.

BENZOCAÍNA (GRANEODIN-B) - 10 mg - Analgésico orofaríngeo

BENZONATO (TESAPERL) Cápsula de - 100 mg - Antitússico.

BESILATO DE CISATRACURIUM (NIMBEX) (Injetável) - 5 mg/2,5 mL, 10 mg/5 mL e 20 mg/10 mL - Relaxante neuromuscular não despolarizante.

BETAHISTINA, de Dicloridrato (SERC) - 8 mg, 16 mg e 24 mg - Antivertiginoso.

BETAMETASONA (CELESTONE PEDIÁTRICA) - 0,5 mg/1 mL - Corticosteroide oral.

BETAMETASONA / CLIOQUINOL (DIPROSONA Y) - 0,500 mg / 30 mg e 50 mg / 3 g - Antiinflamatório tópico.

BETAMETASONA / LORATADINA (CELESTAMINE NS) - 0,250 mg / 5,00 mg - Anti-histamínico, antiinflamatório esteroidal

BETAMETASONA, Diprionato (Micronizado) (DIPROSONE) Pomada - 0,064 g / 100 g - Antiinflamatório para aplicação cutânea.

BETAMETASONA, Dipropionato / GENTAMICINA, Sulfato (DIPROSONE G) - 0,05 g / 0,1 g / 100 g - Antiinflamatório, antibiótico tópico.

BETAMETASONA, Dipropionato/BETAMETASONA, de Fosfato de Sódio (DIPROSPAN) (injeção) - 5 mg / 2 mg / 1 mL - Corticosteroide sistêmico.

BETAMETASONA, Fosfato de Sódio (CELESTONE) (Injetável) - 4 mg/1 mL - Corticosteroide sistêmico. Tratamento de doenças reumáticas, do tecido conjuntivo, alérgicas e outras quando é necessário um efeito corticosteróide.

BETAMETASONA, Valerato (BETNOVATE HAIR LOTION) - 0,094 g / 100 mL - Dermatoses do couro cabeludo que respondem aos corticosteróides.

BETAMETASONA, Valerato (BETNOVATE) - 0,1 g / 100 g - Dermatoses diversas, antiinflamatório tópico líquen plano.

BETAMETASONA, Valerato (LOÇÃO BETNOVATE) - 100 mg / 100 mL - Dermatoses diversas, antiinflamatório tópico líquen plano.

BETAMETASONA/LORATADINA (CELESTAMINE NS) - 5 mg / 100 mg / 100 mL - Anti-histamínico, antiinflamatório esteroidal.

BICALUTAMIDA (CASODEX) - 50 mg e 150 mg - Para tratamento de câncer de próstata.

BICARBONATO DE POTÁSSIO / POTÁSSIO, Cloreto / LISINA, Cloridrato de Lisina (CORPOTASIN CL) (Efervescente) - 500,56 mg / 372,75 mg/913,02 mg - Tratamento de hipocalemia e alcalose hipoclorêmica.

BIFONAZOL (LOTRIMIN-UNO) - 1 g / 100 g - Micoses cutâneas causadas por dermatófitos, leveduras, bolores e outros fungos como Malassezia furtur.

BIFONAZOL (MYCOSPOR PUMP SPRAY) - 1 g / 100 mL - Antifúngico para aplicação cutânea.

BIFONAZOL (uréia) (MYCOSPOR ONICOSET) Pomada - 1 g / 40 g / 100 g — Onicomicose.

BILASTINA (BLAXITEC) - 2,5 mg/mL - Tratamento sintomático de rinite alérgica (intermitente e persistente) e urticária.

BILASTINA (BLAXITEC) - 20 mg - Anti-histamínico.

BILASTINA (BLAXITEC) (Orodispersível) - 10 mg - Anti-histamínico

BIMATOPROST (LUMIGAN) - 0,3/1 mL e 0,1/1 mL – Para tratamento de glaucoma

BIMATOPROST/TIMOLOL, Maleato (GANFORTI) - 0,30 mg / 5 mg / 1 mL - Redução da pressão intraocular (PIO) em pacientes com glaucoma de ângulo aberto ou hipertensão ocular.

BIPERIDEN (AKINETON RETARD) (liberação prolongada) Cloridrato de - 4 mg - Antiparkinsoniano.

BIPERIDENO, (AKINETON) Cloridrato - 2 mg - Antiparkinsoniano.

BIPERIDENO, Lactato (AKINETON) (Injetável) - 5 mg / 1 mL - Antiparkinsoniano.

BISACODIL (DULCOLAX) (Liberação Retardada) - 5 mg - Para uso em pacientes que sofrem de prisão de ventre. Na preparação de procedimentos de diagnóstico, tratamentos pré e pós-operatórios e em condições em que seja necessária a facilitação da defecação.

BISMUTO (A-MIGDOBIS) - 0,022 g e 0,044 g - Auxiliar no controle sintomático de faringoamigdalites agudas.

BISMUTO, Subcitrato (SUCRATE) Cápsula de - 150 mg, 300 mg, 500 mg - Auxiliar no tratamento de úlcera péptica gástrica e duodenal.

BISOPROLOL, Fumarato (CONCOR) - 1.250 mg, 2.500 mg, 5,0 mg e 10 mg - Anti-hipertensivo.

BISOPROLOL, Fumarato / AMLODIPINA, Besilato (CONCOR AM) - 5 mg / 5 mg, 5 mg / 10 mg, 10 mg / 5 mg e 10 mg / 10 mg - Anti-hipertensivo.

BISOPROLOL, Fumarato / HIDROCLOROTIAZIDA (BICONCOR) - 2,5 mg / 6,25 mg, 5 mg / 6,25 mg e 10 mg / 6,25 mg - Anti-hipertensivo.

BORTEZOMIB (Manitol Boronic Ester) (VELCADE) (Injeção) - 3,5 mg - Para o tratamento de mieloma múltiplo.

BOSENTAN (TRACLEER) - 125 mg - Para tratamento da hipertensão arterial pulmonar.

BRIMONIDINA, Tartarato (ALPHAGAN) - 2 mg / 1mL e 1,5 mg / 1 mL - Antiglaucomatoso.

BRIMONIDINA, Tartarato/TIMOLOL, Maleato (COMBIGAN-D) - 2 mg / 5 mg / 1 mL - Redutor da pressão intraocular em pacientes com glaucoma ou hipertensão ocular.

BRINZOLAMIDA (AZOP) - 10 mg/mL - Tratamento da pressão intraocular elevada em pacientes com hipertensão ocular ou glaucoma de ângulo aberto.

BRINZOLAMIDA / BRIMONIDINA, Tartarato (SIMBRINZA) - 10 mg / 2 mg / 1 mL - Adjuvante na redução da pressão intraocular elevada em pacientes com glaucoma de ângulo aberto e hipertensão ocular.

BRIVARACETAM (BRIVIACT) - 10 mg, 25 mg, 50 mg, 75 mg e 100 mg - Terapia adjuvante no tratamento de crises parciais com ou sem generalização secundária em pacientes com epilepsia com 16 anos de idade ou mais.

BRIVARACETAM (BRIVIACT) (Injeção) - 50 mg/5 mL - Terapia adjuvante no tratamento de crises parciais com ou sem generalização secundária em pacientes com epilepsia com 16 anos de idade ou mais.

BROMAZEPAM (LEXOTAN) - 3 mg e 6 mg - Ansiedade, tensão e outros sintomas associados à síndrome de ansiedade.

BROMETO DE ACLIDÍNIO (EKLIRA GENUAIR) Pó (para inalação) - 400 mcg - Para o tratamento de doença pulmonar obstrutiva moderada a grave (DPOC). Como terapia de manutenção para DPOC (incluindo bronquite crônica e enfisema).

Brometo de glicopirrônio (SEEBRI BREEZHALER) Cápsula de - 50 mcg - Broncodilatador. Para o alívio dos sintomas em pacientes com Doença Obstrutiva Crônica (DPOC).

BROMETO DE IPRATRÓPIO (ATROVENT) Aerossol (Para inalação) - 0,374 mg (11,22 g / 10 mL) - Broncodilatador, rinite vasomotora.

BROMETO DE IPRATRÓPIO (monohidrato) (ATROVENT) (Para nebulização) - 250 mcg/1 mL, 250 mcg/2 mL e 500 mcg/2 mL - Broncodilatador.

BROMETO DE IPRATRÓPIO (monohidrato) / FENOTEROL, Hidrobrometo (BERODUAL) Aerossol (Para inalação) — 0,394 mg e 0,938 mg - Broncodilatador.

BROMETO DE IPRATRÓPIO (monohidrato) / SALBUTAMOL, Sulfato (COMBIVENTE) (Para inalação / Para nebulização) - Ampola: (0,5 mg / 2,5 mg) / 2,5 mL; Cartucho: (1,68 mg / 8,77 mg) / 1 mL - Broncodilatador.

BROMETO DE IPRATRÓPIO (SPIRIVA) - 0,226 mg/1 mL - Indicada como terapia de manutenção para pacientes com Doença Pulmonar Obstrutiva Crônica (DPOC) (incluindo bronquite crônica e enfisema), terapia de manutenção da dispneia associada, melhora da qualidade de vida comprometida por DPOC e a redução das exacerbações. Para tratamento broncodilatador de manutenção adicional em pacientes com 6 anos de idade ou mais com asma que permanecem sintomáticos apesar do tratamento com pelo menos corticosteróides para melhora dos sintomas e redução das exacerbações.

Brometo de ROCURÔNIO (ESMERON) (Injetável) - 50 mg/5 mL - Adjuvante à anestesia geral para facilitar a intubação traqueal durante a indução de rotina e de sequência rápida, e para proporcionar relaxamento musculoesquelético durante a cirurgia tanto em adultos quanto em pacientes pediátricos, desde recém-nascidos até adolescentes. Adjuvante na unidade de terapia intensiva para facilitar a intubação e ventilação mecânica.

BROMEXINA, (BISOLVON) Cloridrato (Para nebulização) - 0,200 g/100 mL - Auxiliar na expectoração de catarro, mucolítico.

BROMEXINA, Cloridrato (BISOLVON) - 80 mg / 100 mL 160mg / 100 mL - Expectorante, mucolítico.

BROMEXINA, Cloridrato de OXELADINA, Xarope de Citrato (FLUXEDAN) - 0,060 g/0,120 g/100 mL - Mucolítico, Antitússico.

BROMHEXINA, Cloridrato / OXELADINA, Citrato (FLUXEDAN) - 0,006 g / 0,012 g - Mucolítico, Antitússico.

BUDESONIDA (CORTIMENT MMX) (liberação estendida) - 9 mg - Colite ulcerativa leve ou moderada.

BUDESONIDA (ENTOCORT) - 2,3 mg/115 mL - Colite ulcerativa leve ou moderada, proctite.

BUDESONIDA (ENTOCORT) Cápsula de - 3 mg - Doença de Crohn leve e moderada (íleo e cólon ascendente)

BUDESONIDA (PULMICORT TURBUHALER) Pó (Para inalação) - 100 mcg, 200 mcg e 400 mcg - Terapêutica auxiliar da asma brônquica. Doença pulmonar obstrutiva crônica.

BUDESONIDA (PULMICORT) (Para inalação) - 0,250 mg/2 mL, 0,500 mg/2 mL e - Terapêutica auxiliar da asma brônquica, antiinflamatório esteroidal.

BUDESONIDA (RHINOCORT AQUA) (Para inalação) - 0,640 mg / 1 mL, 1,280 mg / 1mL - Tratamento e profilaxia de rinite alérgica sazonal, antiinflamatório esteroidal.

BUDESONIDA / FORMOTEROL, (VANNAIR) fumarato Aerossol (Para inalação) - 80 mcg/ 4,5 mcg e 160 mcg/ 4,5 mcg - Profilático para asma grave e exacerbações agudas. Doença pulmonar obstrutiva crônica.

BUDESONIDA / FORMOTEROL, fumarato (SYMBICORT TURBUHALER) Pó (Para inalação) - 80 mcg / 4,5 mcg, 160 mcg /4,5 mcg e 320 mcg /9,0 mcg - Terapêutica auxiliar de asma brônquica, broncodilatador, doença pulmonar obstrutiva crônica, antiinflamatório esteroidal .

BUMETANIDA (MICCIL) - 1 mg - Diurético.

BUMETANIDA (MICCIL) (injeção) - 0,50 mg/2 mL — Diurético.

BUPIVACAÍNA, Cloridrato de GLICOSE, Monohidrato (BUVACAÍNA PESADA) (Injetável) - 5,0 mg / 80 mg / 1 mL e 7,5 mg / 82,5 mg / 1mL - Anestésico local.

BUPRENORFINA (SOLORO 7) Adesivo - 5 mg, 10 mg e 20 mg - Analgésico narcótico.

BUPRENORFINA (TRANSTEC) Patch de - 20 mg, 30 mg e 40 mg - Analgésico narcótico.

BUSULFANO (MYLERAN) - 2 mg - Antineoplásico, indicado como tratamento condicionante prévio ao transplante de células-tronco hematopoéticas, paliativo da fase crônica da leucemia mielocítica crônica, policitemia vera, trombocitose essencial e mielofibrose.

BUTENAFINA, Cloridrato de (DERFINA) - 1 g / 100 mL - Antifúngico para aplicação cutânea.

CABERGOLINA (DOSTINEX) - 0,5 mg - Inibidor da lactação.

CAFEÍNA / CLORFENAMINA, Maleato de / FENILEFHRINA, Cloridrato de / PARACETAMOL (GRIPE HISTIACIL) - 50 mg / 2 mg / 5 mg /325 mg - Auxiliar no tratamento sintomático do resfriado comum

CAFEÍNA / IBUPROFENO (ACTRON PLUS) Cápsula (Gelatina Mole) - 100 mg / 400 mg - Medicamento útil na dor de cabeça vascular. Anti-enxaqueca.

CAFEÍNA / PARACETAMOL (SARIDON) - 50 mg / 500mg - Analgésico, antipirético.

CAFEÍNA/FENILEFRINA, Cloridrato/PARACETAMOL (SEDALMERCK) - 50 mg / 5 mg / 500 mg - Auxiliar no tratamento sintomático do resfriado comum.

CÁLCIO, Carbonato (TUMS) (mastigável) - 500 mg e 750 mg - Antiácido.

CÁLCIO, Citrato (tetra-hidratado) (CALCIVAL) - 100 mg/200 mg/300 mg - Para a prevenção e tratamento do aumento das necessidades de cálcio, como crescimento, desenvolvimento, gravidez, lactação e osteoporose

CALCIPOTRIOL (DAIVONEX) Pomada - 5 mg/100 g - Para tratamento de psoríase.

CALCIPOTRIOL / BETAMETASONA (DAIVOBET GEL) - 50 mcg / 0,50 mg /1 g - Tratamento da psoríase vulgar.

CALCIPOTRIOL / BETAMETASONA, Dipropionato (DAIVOBET) Pomada - (5 mg / 50 mg) / 100 g - Tratamento da psoríase.

CALCITONINA (MIACALCIC) - 2200 UI / 1 mL - Tratamento e prevenção da Osteoporose em mulheres na pós-menopausa.

CALCITRIOL (ROCALTROL) Cápsula - 250 mcg - Tratamento e prevenção da osteoporose em mulheres na pós-menopausa. Hipocalcemia devido a insuficiência renal.

CANDESARTAN CILEXETIL (ATACAND) - 8 mg, 16 mg e 32 mg - Tratamento da insuficiência cardíaca, Anti-hipertensivo.

CANDESARTAN CILEXETIL / HIDROCLOROTIAZIDA (ATACAND PLUS) - 16 mg / 12,5 mg - Anti-hipertensivo.

CAPECITABINA (XELODA) - 500 mg - Câncer de mama metastático, câncer colorretal e de cólon metastático e como tratamento adjuvante, câncer gástrico metastático e como adjuvante após ressecção completa de adenocarcinoma gástrico estágio II e III.

Cápsula LORAZEPAM (SINESTRON) (Liberação Estendida) - 1 mg e 2 mg - Ansiolítico.

CARBAMAZEPINA (NEUGERON) (mastigável) - 100 mg - Antiepiléptico.

CARBAMAZEPINA (TEGRETOL LC) (liberação prolongada) - 200 mg e 400 mg - Para tratamento de neuralgia do trigêmeo, anticonvulsivante.

CARBAMAZEPINA (TEGRETOL) - 2 g / 100 mL - Tratamento de epilepsia, Transtorno Bipolar, Síndrome de Abstinência Alcoólica, Neuralgia do Trigêmeo, Neuralgia do Glossofaríngeo, Neuropatia Diabética, Diabetes Insipidus Central.

CARBAMAZEPINA (TEGRETOL) - 200 mg e 400 mg - Antiepiléptico.

CARBAZOCROMO, Sulfonato de sódio / MENADIONA, Bissulfito de sódio (HEMOSIN K ORAL) - 25 mg / 5 mg - Anti-hemorrágico.

CARBAZOCROMO, Sulfonato de Sódio / MENADIONA, Bissulfito de Sódio (HEMOSIN K) (Injeção) - 10 mg/2 mL (ampola 1) e 10 mg/2 mL (ampola 2) - Para o tratamento de deficiências de vitamina K.

CARBAZOCROMO, Sulfonato de sódio/MENADIONA, Bissulfito de sódio (HEMOSIN-K) Xarope - 100 mg / 30 mg / 100mL - Auxiliar no tratamento de algumas hemorragias.

CARBETOCINA (LONACTENE) (Injetável) - 100 mcg / 1 mL - Estimulante da contratilidade uterina.

CARBIDOPA (monohidrato) / ENTACAPONA / LEVODOPA (STALEVO) - 12,5 mg/200 mg/50 mg; 25mg/200mg/100mg; 37,5 mg/200 mg/150 mg; 50mg/200mg/200mg; 18,75 mg/200 mg/75 mg e 31,25 mg/200 mg/125 mg - Antiparkinsoniano.

CARBOCISTEÍNA (MUCOLIN) Cápsula - 375 mg - Auxiliar na expectoração de catarro.

CARISOPRODOL (SOMACID) - 350 mg - Relaxante muscular.

CARISOPRODOL / DICLOFENAC Sódio (DOLAREN) - 200 mg / 50 mg - Antiinflamatório não esteroidal com ação analgésica e anti-reumática.

CARISOPRODOL / MELOXICAM (DORSAL) - 200 mg / 15 mg - Antiinflamatório não esteroidal, Relaxante muscular.

CARVÃO ATIVADO (CARBOTURAL) - 250 mg - Antiflatulento.

CARVEDILOL (DILATREND) - 6,25 mg e 25 mg - Hipertensão, angina de peito, insuficiência cardíaca e insuficiência ventricular esquerda após infarto agudo do miocárdio

CASPOFUNGIN, Acetato (CANCIDAS) (Injetável) - 50 mg / 1,3 mL - Antifúngico.

CAULIM, coloidal / NEOMICINA, Sulfato / PECTIN, cítrico anidro (TREDA) - 280 mg/129 mg/30 mg - Antidiarreico.

CEFADROXIL (monohidrato) (DURACEF) - 125 mg/5mL, 250 mg/5 mL e 500 mg/5 mL - Antibiótico (cefalosporina) para infecções do trato respiratório superior e inferior, pele e tecidos moles do trato geniturinário, osteomielite e artrite séptica.

CEFALEXINA (monohidratada) (KEFLEX LIQUID) - 5 g / 100 mL - Antibiótico (Cefalosporina) para infecções causadas por germes suscetíveis.

CEFALEXINA (monohidratada) (KEFLEX PEDIÁTRICO) - 125 mg / 5 mL - Antibiótico (Cefalosporina).

CEFALEXINA (monohidratada) (KEFLEX) - 500 mg e 1000 mg - Antibiótico

(Cefalosporina) para infecções causadas por germes suscetíveis.

CEFALEXINA / BROMEXINA, Cloridrato (MUCOCEF) Cápsula - 500 mg / 8.782 mg - Antibiótico. Mucolítico.

CEFDINIR (OMNICEF R) - 125 mg/5 mL e 250 mg/5 mL - Antibiótico (cefalosporina) para infecções causadas por germes suscetíveis.

CEFDINIR (OMNICEF R) Cápsula - 300 mg - Antibiótico (cefalosporina) para infecções causadas por germes suscetíveis.

CEFEPIMA, Cloridrato Monoidratado (MAXIPIME) (Injetável) - 500 mg / 5 mL;1 g / 3 mL:1 g / 10 mL - Antibiótico (cefalosporina) para infecções causadas por germes suscetíveis.

CEFIXIMA (DENVAR) - 100 mg / 5 mL - Antibiótico (cefalosporina) para infecções causadas por germes suscetíveis.

CEFIXIMA (DENVAR) Cápsula - 200 mg e 400 mg - Antibiótico (cefalosporina) para infecções causadas por germes suscetíveis.

CEFPODOXIMA (proxetil-cefpodoxima) (ORELOX) - 40 mg / 5 mL - Antibiótico (cefalosporina) para infecções causadas por germes suscetíveis.

CEFPODOXIME (proxetil-cefpodoxime) (ORELOX) - 100 mg e 200 mg - Antibiótico (cefalosporina) para infecções causadas por germes suscetíveis.

CEFTAZIDIMA (pentahidratada) (FORTUM) (Injetável) - 1 g / 3 mL - Antibiótico (cefalosporina) para infecções causadas por germes suscetíveis.

CEFTIBUTENO (CEDAX) - 36 mg / 1 mL - Antibiótico (cefalosporina) para infecções causadas por germes suscetíveis.

CEFTIBUTENO (CEDAX) Cápsula de - 400 mg - Antibiótico (cefalosporina) para infecções causadas por germes suscetíveis.

CEFTOLOZANE / TAZOBACTAM (ZERBAXA) (Injetável) - 1000 mg / 500 mg - Para o tratamento de infecções intra-abdominais complicadas em combinação com metronidazol causadas por microrganismos Gram (-) e Gram (+) suscetíveis. Para o tratamento de infecções complicadas do trato urinário, incluindo pielonefrite, com ou sem bacteremia concomitante, causada por microrganismos Gram (-) suscetíveis. Pneumonia adquirida em hospital (PAH), incluindo pneumonia associada à ventilação mecânica (PAV).

CEFTRIAXONA (ROCEPHIN IM) (injeção) - 500 mg /2 mL e 1g /3,5 mL - Antibiótico (cefalosporina) para infecções causadas por germes suscetíveis.

CEFTRIAXONA dissódica (hemiheptahidratada) (TERBAC IV) (Injetável) - 500 mg e 1 g - Antibiótico (Cefalosporina) para infecções causadas por germes suscetíveis.

CEFTRIAXONA dissódica (ROCEPHIN IV) (injeção) de - 500 mg /5 mL e 1 g /10 ml - Antibiótico (cefalosporina) para infecções causadas por germes suscetíveis.

CEFUROXIMA Sódica (ZINNAT) (Injeção) - 750 mg / 3 mL - Antibiótico (cefalosporina) para infecções causadas por germes suscetíveis.

CEFUROXIME, Acetil (ZINNAT) - 125 mg/5 mL e 250 mg/5 mL - Antibiótico (cefalosporina) para infecções causadas por germes suscetíveis.

CEFUROXIME, Acetoxietil (ZINNAT) - 250 mg e 500 mg - Antibiótico (cefalosporina) para infecções causadas por germes suscetíveis.

CELECOXIB (CELEBREX) Cápsula - 100 mg, 200 mg e 400 mg - Antirreumático. Antiinflamatório com ação analgésica. Dor na região lombar.

CETIRIZINA, Dicloridrato (VIRLIX) - 1 mg/mL e 10 mg/mL - Anti-histamínico.

CETIRIZINA, Dicloridrato (VIRLIX) - 10 mg - Anti-histamínico.

CETOCONAZOL (NIZORAL) - 2 g/100 g - Antifúngico de amplo espectro.

CETOCONAZOL (NIZORAL) - 2 g/100 mL - Antifúngico.

CETOCONAZOL / TINIDAZOL / CLINDAMICINA (TRI-DESAC) - 800 mg / 300 mg /100 mg - Tratamento de vaginite por Candida e vaginose bacteriana.

CETOPROFEN (PROFENID RETARD) (liberação prolongada) - 200 mg - Analgésico, antiinflamatório com ação analgésica.

CETOPROFENO (BI-PROFENID) (Liberação Prolongada) - 150 mg - Antiinflamatório não esteroidal.

CETOPROFENO (PROFENID GEL) - 2,5 g/100 g - Analgésico, Antiinflamatório com ação analgésica.

CETOPROFENO (PROFENID IM) (Injetável) - 100 mg/2 mL - Analgésico, Antiinflamatório com ação analgésica.

CETOPROFENO (PROFENID IV) (Injetável) - 100 mg - Antiinflamatório com ação analgésica.

CETOPROFENO (PROFENID) Cápsula de - 100 mg - Antirreumático, Antiinflamatório com ação analgésica.

CETOPROFENO sódico / PARACETAMOL (BIFEBRAL) - 100 mg/300 mg - Analgésico, antitérmico, antiinflamatório com ação analgésica.

CETOPROFENO sódico / PARACETAMOL (BIFEBRAL) - 30 mg/85 mg/ 5mL - Analgésico, antitérmico, antiinflamatório com ação analgésica.

CETOPROFENO, Lisinato (OKI 3A) Grânulos - 80 mg - Antiinflamatório não esteroidal com ação analgésica.

CETOROLACO (DOLAC) - 10 mg - Analgésico não narcótico.

CETOROLACO TROMETAMINA (ACULAREN) - 5 mg/1 mL, 4 mg/1 mL e 0,45% - Antiinflamatório não esteroidal oftálmico. Analgésico.

CETOROLACO TROMETAMINA (DOLAC 30) - 30 mg - Analgésico não narcótico.

CETOROLACO TROMETAMINA (DOLAC) (Injetável) — 30mg/1mL - Antiinflamatório não esteroidal com ação analgésica.

CETOROLACO TROMETAMINA / CAFEÍNA ANIDRA (SUPRADOL-F) - 10 mg / 50 mg — Analgésico.

CETOROLACO TROMETAMINA /TRAMADOL, Cloridrato (MAVIDOL TR) Cápsula - 10 mg / 25 mg - Analgésico.

CETOROLACO TROMETAMINA /TRAMADOL, Cloridrato (SINERGIX) - 10 mg / 25 mg - Analgésico.

CETOTIFENO, Xarope de fumarato hidrogenado (ZADITEN) - 20 mg/100 mL - Para profilaxia e tratamento crônico da asma brônquica, anti-histamínico.

CETRORELIX, (CETROTIDE) acetato (injeção) - 0,25 mg/1 mL e 3 mg/3 mL - Análogo sintético do hormônio liberador de gonadotrofina

CIANOCOBALAMINA / CETOPROFEN / PIRIDOXINA, Cloridrato de / TIAMINA, Mononitrato de (DOLO-BEDOYECTA) - 5 mg/100 mg/41.250 mg/92.030 mg - Analgésico, Antiinflamatório e Antineurítico.

CIANOCOBALAMINA / DEXAMETASONA, Fosfato de LIDOCAÍNA, Cloridrato de PIRIDOXINA, Cloridrato de TIAMINA, (DEXABION) Cloridrato (Injetável) - 5 mg / 4 mg / 30 mg /100 mg / 100 mg - Antineurítico, antiinflamatório esteroidal.

CIANOCOBALAMINA / DICLOFENAC sódico / PIRIDOXINA, Cloridrato de /TIAMINA, Mononitrato de (DOLO-NEUROBION FORTE) - 1 mg/50 mg/50 mg/ 50 mg - Antineurítico, anti-inflamatório com ação analgésica.

CIANOCOBALAMINA / DICLOFENAC SÓDIO / PIRIDOXINA, Cloridrato de / TIAMINA, Mononitrato de (DOLO-NEUROBION) - 0,25mg/50mg/ 50mg/ 50mg - Para o alívio da dor e inflamação de: músculos, articulações e fibras nervosas do corpo. Dores causadas por pancadas, entorses e quedas, dores lombares, dores no pescoço e aquelas causadas por contraturas ou má postura.

CIANOCOBALAMINA/CIPROHEPTADINA, Cloridrato (CIPROLISINA) - 66 mcg/mL - 0,042 g/100 mL - Orexigênico não esteroidal.

CICLESONIDA (ALVESCO) (Para inalação) - 0,840 mg/1 g (equivalente a 50 mcg/dose); 1.690 mg/1 g (equivalente a 100 mcgg/dose) e 3.370 mg/1 g (equivalente a 200 mcgg/dose) dose) - Doença pulmonar crônica, como bronquite crônica, enfisema ou doença obstrutiva crônica (DPOC). Asma.

CICLESONIDA (Micronizada) (OMNARIS) - 0,714 mg/1 mL (equivalente a 50 mcg/dose) - Rinite alérgica sazonal e perene.

CICLOBENZAPRINA, Cloridrato (YURELAX) Cápsula - 5 mg e 10 mg - Relaxante Muscular.

CICLOPENTOLATO, Cloridrato de (REFRACTYL OFTHENE) - 5 mg / 1 mL e 10 mg / 1 mL - Midriático e cicloplégico.

CICLOPIROX OLAMINA (LOPROX) - 1 g / 100 mg - Antifúngico de amplo espectro.

CICLOSPORINA (RESTASIS) Emulsão - 0,05% - Antiinflamatório de uso oftálmico, imunomodulador.

CICLOSPORINA (SANDIMMUN NEORAL) Emulsão - 100 mg / 1 mL — Imunossupressor.

CICLOSPORINA (SANDIMMUN) (Injetável) - 50 mg/1 mL e 250 mg/5 mL - Imunossupressor.

CICLOSPORINA A (SANDIMMUN NEORAL) Cápsula - 10 mg, 25 mg, 50 mg e 100 mg - Imunossupressor.

CILOSTAZOL (CAUDALINO) - 100 mg - Antitrombótico.

CINACALCET, Cloridrato (MIMPARA) - 30 mg, 60 mg e 90 mg - Para tratamento de hiperparatireoidismo e distúrbios do metabolismo do cálcio.

CINARIZINA (STUGERON FORTE) - 75 mg - Vasodilatador cerebral.

CINARIZINA/DIMENIDRINATO (ARLEVERT) - 20 mg / 40 mg - Tratamento de sintomas agudos de vertigem de origem periférica em adultos.

CINCOCAÍNA, Cloridrato / POLICRESULENO (PROCTOÁCIDO) Pomada - 1 g / 5 g - Anti-hemorroidária.

CINITAPRIDA, Bitartarato (PEMIX) - 20 mg / 100 mL - Estimulante da motilidade gastrointestinal.

CINITAPRIDA, Bitartarato (PEMIX) Grânulos - 1 mg - Estimulante da motilidade gastrointestinal.

CINITAPRIDA, Bitartrato (PEMIX) - 1 mg - Estimulante da motilidade gastrointestinal.

CIPROFIBRATO (OROXADINA) Cápsula de - 100 mg - Hipolipidêmico.

CIPROFLOXACINA (CIPROXINA) - 250 mg e 500 mg - Antimicrobiano (quinolona) para infecções causadas por germes sensíveis.

CIPROFLOXACINA (CIPROXINA) - 250 mg/5mL - Antimicrobiano (quinolona).

CIPROFLOXACINA (CIPROXINA) (Injetável) - 400 mg /200 mL - Antimicrobiano (quinolona) para infecções causadas por germes sensíveis.

CIPROFLOXACINA, Cloridrato / FENAZOPIRIDINA, Cloridrato (VODELAN) - 500 mg / 100 mg - Tratamento de infecções urinárias, com ação bactericida contra bactérias Gram positivas e Gram negativas suscetíveis.

CIPROFLOXACINA, HIDROCORTISONA / Cloridrato de LIDOCAÍNA,

CIPROTERONA, Acetato (ANDROCUR) - 50 mg e 100 mg - Antiandrógeno oral.

CIPROTERONA, Acetato / ESTRADIOL, Valerato (CLIMENE) - 1 mg / 2 mg - Terapia de reposição hormonal.

CIPROTERONA, Acetato / ETINILESTRADIOL (DIANE) - 2 mg / 0,035 mg - Antiandrógeno oral.

CITALOPRAM, Hidrobrometo (SEROPRAM) - 20 mg - Antidepressivo.

CITARABINA (CYTOSAR-U) (Injetável) - 500 mg - Antineoplásico.

CITICOLINA SÓDIO (SOMAZINA) - 500 mg - Vasodilatador cerebral.

CITICOLINA SODIUM (SOMAZINE) (Injetável) - 1000 mg / 4 mg - Vasodilatador cerebral.

CITIDIN 5'-Dissódico Monofosfato / URIDIN 5'-Trisodium Trifosfato (CMP CORE) (Injetável) - (10 mg / 6 mg) /2 mL - Antineurítico.

CITIDIN 5'-Monofosfato Dissódico / URIDIN 5'-Trissódico Trifosfato (CMP FORTE CORE) Cápsula - 5 mg / 3 mg - Auxiliar nas neuropatias periféricas.

Citrato de FENTANIL (FENTANEST) (Injeção) - 0,5 mg/10 mL - Analgésico narcótico.

CITRATO DE SÓDIO/LAURILSULFATO (MICROLAX) – 90 mg/9 mg – Auxiliar no alívio da constipação transitória e ocasional, e impactação fecal. Preparação para exames de raios X e retoscopia.

CLARITROMICINA (KLARICID 12H) - 125mg/5 mL e 250 mg/5 mL - Antibiótico (macrólido) para infecções causadas por germes sensíveis.

CLARITROMICINA (KLARICID HP) - 250 mg, 500 mg - Antibiótico (macrólido) para infecções causadas por germes sensíveis.

CLARITROMICINA (KLARICID OD) (liberação estendida) - 500 mg - Antibiótico (macrólido) para infecções causadas por germes sensíveis.

CLARITROMICINA, Lactobionato (KLARICID IV) (Injetável) - 500 mg / 10 mL - Antibiótico (macrólido) para infecções causadas por germes sensíveis.

CLEBOPRIDA, Malato ácido de / SIMETICONE (DIMOFLAX) Cápsula - 0,5 mg / 200 mg - Antiespasmódico, antiflatulento, antiemético.

CLEBOPRIDE, de malato ácido (EBORIX) - 500 mcg - procinético, antiemético.

CLEBOPRIDE, Malato Ácido (EBORIX) - 6,25 mg/100 mL e 10 mg/100 mL - Estimulante da motilidade gastrointestinal, procinético.

CLINDAMICINA, Cloridrato (DALACINA C) Cápsula - 300 mg - Antibiótico para infecções causadas por bactérias suscetíveis.

CLINDAMICINA, Cloridrato de Palmitato (DALACIN C) - 75 mg / 5 mL - Antibiótico (Macrólido) para infecções causadas por germes sensíveis.

CLINDAMICINA, Fosfato (DALACIN V) - 2 g / 100 g - Antimicrobiano vaginal para infecções causadas por germes sensíveis.

CLINDAMICINA, Fosfato (DALACINA C) (Injetável) - 150 mg / 1 mL - Antibiótico para infecções causadas por bactérias suscetíveis.

CLINDAMICINA, Fosfato (DALACINA T) - 10 mg / 1 mL - Auxiliar no tratamento da acne vulgar.

CLINDAMICINA, Fosfato (DALACINA V) - 100 mg - Antibiótico (Macrólido) para infecções causadas por germes sensíveis.

CLINDAMICINA, Fosfato / CETOCONAZOL (FEMISAN 3D) - 100 mg / 800 mg - Antibiótico e antifúngico vaginal.

CLINDAMICINA, Fosfato/CETOCONAZOL (FEMISAN) - 2 g / 8 g / 100 ge 2 g /16 g / 100 g - Vaginite bacteriana, preventiva de ruptura prematura de membranas em gestantes com vaginose.

CLINDAMICINA, Gel Fosfato (DALACIN T) - 1 g / 100 mL - Tratamento da acne vulgar.

CLIOQUINOL / FLUOCINONIDA (TOPSYN-Y) Gel - 3 g / 50 mg / 100 g - Antiinflamatório tópico, antisséptico para aplicação cutânea.

CLOBAZAM (FRISIUM) - 10 mg - Ansiolítico.

CLOBENZOREX, Cloridrato (ASENLIX) Cápsula - 30 mg - Anorexígeno.

CLOBENZOREX, de cloridrato (ITRAVIL AP) (liberação prolongada) - 60 mg

- anorexígeno.

CLOBETASOL, Pomada de Propionato (DERMATOVATE) - 0,044 g / 100 g - Antiinflamatório esteroide.

CLOBETASOL, Propionato (DERMATOVATE) - 0,044 g / 100 g - Tratamento de psoríase, antiinflamatório tópico, líquen plano.

CLOMIFENO, de Citrato (OMIFIN) - 50 mg - Indutor de ovulação.

CLONAZEPAM (RIVOTRIL) - 0,5 mg e 2 mg - Tratamento para transtorno de pânico com ou sem agorafobia. Tratamento adjuvante ou em casos resistentes ao tratamento de ausências típicas e atípicas, síndrome de Lennox Gastaut, crises atônicas e tônico-clônicas, síndrome de West.

CLONAZEPAM (RIVOTRIL) - 2,5 mg - Tratamento para transtorno de pânico com ou sem agorafobia. Tratamento adjuvante ou em casos resistentes ao tratamento de ausências típicas e atípicas, síndrome de Lennox Gastaut, crises atônicas e tônico-clônicas, síndrome de West.

CLONIDINA, Cloridrato (CATAPRESAN) - 0,075 mg, 0,100 mg e 0,150 mg - Anti-hipertensivo.

CLOPERASTINA, Fendizoato (PRIVITUSS PEARLS) Cápsula - 35 mg - Antitússico.

CLOPERASTINA, Fendizoato (PRIVITUSS) - 360,7 mg / 100 mL - Antitússico.

CLOPERASTINA, Xarope de Fendizoato (SEKISAN) - 354 mg / 100 mL - Antitússico.

CLOPIDOGREL, Bissulfato/ÁCIDO ACETILSALICÍLICO (COPLAVIX) - 75 mg / 100 mg - Agente antiplaquetário.

CLOPIDOGREL, de Bissulfato (PLAVIX) - 75 mg e 300 mg - Antitrombótico. Prevenção de eventos aterotrombóticos.

CLORAMBUCIL (LEUKERAN) - 2 mg - Antineoplásico.

CLORAMFENICOL Levogiro (CLORAMPHENI OFTHENE) - 5 mg/1 mL - Antimicrobiano para uso oftálmico.

CLORETO DE CÁLCIO / CLORETO DE POTÁSSIO / CLORETO DE SÓDIO / LACTATO DE SÓDIO (RINGER COM LACTATO DE SÓDIO BAXTER) (Injetável) - 20 mg / 30 mg /600 mg / 310 mg /100 mL - Modificador do equilíbrio hídrico e eletrolítico, agente alcalinizante.

CLORFENAMINA, (CLORO-TRIMETON) (Injetável) - 10 mg/mL - Anti-histamínico.

CLORFENAMINA, Maleato (CLORO - TRIMETON) - 4 mg - Antialérgico.

CLORFENAMINA, Maleato (CLORO - TRIMETON) Xarope - 50 mg / 100 mL - Rinite alérgica sazonal, perene, vasomotora, conjuntivite alérgica e reações anafiláticas.

CLORFENAMINA, Maleato (CLORO-TRIMETON REPETABS) (Liberação Estendida) - 8 mg e 12 mg - Anti-histamínico.

CLORFENAMINA, Maleato / FENILEFRINA, Cloridrato (TEMPOCAPS) Cápsula (Liberação prolongada) - 8 mg/20 mg - Descongestionante nasal. Anti-histamínico.

CLORFENAMINA, Maleato de / Bromidrato de DEXTROMETORFANO /

Cloridrato de FENILEFHRINA / PARACETAMOL (XL-3 XTRA) Cápsula - 2 mg/10 mg/5 mg/ 250 mg - Auxiliar no tratamento sintomático do resfriado comum.

CLORFENAMINA, Maleato de / DEXTROMETORFANO, Bromidrato de / FENILEFRINA, Cloridrato de / PARACETAMOL (GRIPE TYLEX) - 2 mg/10 mg/10 mg/ 500 mg - Auxiliar no tratamento sintomático do resfriado comum.

CLORFENAMINA, Maleato de / DEXTROMETORFANO, Bromidrato de / FENILEFRINA, Cloridrato de / PARACETAMOL (TABCINA ATIVA) Cápsula - 2 mg/10 mg/5 mg/ 250 mg - Auxiliar no tratamento sintomático do resfriado comum.

CLORFENAMINA, Maleato de /FENILEFRINA, Cloridrato de /PARACETAMOL (DESENFRIOL D) - 2 mg/5 mg/500 mg - Auxiliar no tratamento sintomático do resfriado comum.

CLORFENAMINA, Maleato de /FENILEFRINA, Cloridrato de /PARACETAMOL (RINOFREN) - 4 mg/5 mg/500 mg - Auxiliar no tratamento sintomático do resfriado comum.

CLORFENAMINA, Maleato de AMANTADINA, Cloridrato de PARACETAMOL (XL-3 VR) - 3 mg, 50 mg, 375 mg - Auxiliar no tratamento do resfriado comum.

CLORFENAMINA, Maleato de FENILEFRINA, Cloridrato de PARACETAMOL (FLAVIT-AV) - 0,04 g / 0,05 g / 3 g /100 mL - Descongestionante, anti-histamínico, analgésico e antitérmico.

CLORFENAMINA, Maleato de PARACETAMOL (DESENFRIOL-ITO) - 0,50 mg/80 mg/1 mL - Auxiliar no tratamento sintomático do resfriado comum.

CLORFENAMINA, Maleato de PARACETAMOL (GENTIL-ITO) - 0,75 mg/80 mg - Auxiliar no tratamento sintomático do resfriado comum.

CLORFENAMINA, Maleato de PARAMETASONA, Acetato (DILARMINA) - 2 mg / 1 mg - Anti-histamínico e anti-inflamatório esteroidal para tratamento de condições inflamatórias alérgicas.

CLORFENAMINA, Maleato de PARAMETASONA, Acetato (DILARMINA) - 40 mg / 20 mg /100 mL - Anti-histamínico. Antiinflamatório esteróide. Antialérgico.

Cloridrato (OTO ENI) - 2mg / 10 mg / 50 mg / 1 mL - Antimicrobiano ótico, Analgésico ótico.

Cloridrato de DUTASTERIDA/TAMSULOSINA (COMBODART) Cápsula de - 0,5 mg / 0,4 mg - Tratamento da hiperplasia prostática benigna (HPB).

Cloridrato de GEMCITABINA (GEMZAR) (Injeção) - 200 mg e 1 g - Para o tratamento de câncer de pulmão de células não pequenas.

Cloridrato de GLIMEPIRIDA / METFORMINA (GLIMETAL LEX) (liberação estendida) - 2 mg / 850 mg; no tratamento do Diabetes mellitus tipo II.

Cloridrato de OXITETRACICLINA / Sulfato de POLIMIXINA B (TERRAMICINA) Pomada - 0,005 g/10.000 U - Antimicrobiano para uso oftálmico.

Cloridrato de PAROXETINA (Hemi-hidratado) (PAXIL) - 20 mg - Antidepressivo

Cloridrato de PIKETOPROFEN (CALMATEL) - 1,8 g / 100 g - Antiinflamatório com ação analgésica.

CLORMADINOONA, Acetato / MESTRANOL (LUTORAL-E) - 2 mg/80 mcg - Antibiótico para infecções causadas por bactérias suscetíveis.

CLORMADINOONA, Acetato / MESTRANOL (SECUENTEX-21) - Branco: mestranol 80 mcg; Verdes: mestranol 80 mcg, clormadinona 2 mg. - Contraceptivo hormonal.

CLORMADINOONA, de acetato (LUTORAL) - 2 mg e 5 mg - Progestina oral.

CLOROPIRAMINA, (AVAPENA) Cloridrato - 25 mg - Anti-histamínico.

CLOROPIRAMINA, (AVAPENA) Cloridrato (Injetável) - 20 mg/2 mL - Anti-histamínico.

CLOROQUINA, Fosfato (ARALEN) - 150 mg - Antimalárico.

CLOROZOXAZONA / CETOPROFENO / CARBONATO DE CÁLCIO (REUMOPHAN ALKA) - 125 mg /25 mg / 725 mg - Relaxante muscular, Antiinflamatório com ação analgésica.

CLORTALIDONA (HIGROTON 50) - 50 mg - Diurético.

CLORZOXAZONA / CETOPROFEN / PIRIDOXINA, Cloridrato de Tiamina, (REUMOPHAN VIT) Cloridrato - 250 mg / 50 mg /50 mg / 50 mg - Relaxante muscular, Antiinflamatório com ação analgésica, Antineurítico.

CLORZOXAZONA / CETOPROFENO (REUMOPHAN) - 250 mg/50 mg - Relaxante muscular, anti-inflamatório com ação analgésica.

CLOSTRIDIOPEPTIDASE A (Colagenase) / CLORANFENICOL (ULCODERMA) Pomada - 60 U / 1,00 g/100 g - Antibiótico para infecções causadas por germes suscetíveis, Enzima fibrinolítica.

CLOTRIMAZOL (CANESTEN V) - 2 g/100 g - Antifúngico vaginal.

CLOTRIMAZOL (CANESTEN V) - 200 mg e 500 mg - Antifúngico vaginal de amplo espectro para infecções vulvovaginais causadas por fungos, leveduras e/ou trichomonas.

CLOTRIMAZOL (CANESTEN) - 1 g/100 g - Antifúngico de amplo espectro.

CLOTRIMAZOL / DEXAMETASONA, (BAYCUTEN) Acetato - 1 g/ 0,04 g/100 g - Antifúngico, Antiinflamatório tópico. Para infecções fúngicas da pele.

CLOTRIMAZOL /DEXAMETASONA, Acetato / NEOMICINA, Sulfato (BAYCUTEN N) - (1 g/ 0,04 g/0,5 g)/100 g - Para o tratamento de dermatites causadas por infecção bacteriana secundária, bem como aquelas causadas por dermatófitos, leveduras, bolores e outros fungos. Para o tratamento de eczemas de diversas etiologias e eczemas de contacto, atópicos, seborreicos, numulares e neurodermatites.

CMETRONIDAZOL (VERTISAL) ápsula - 400 mg - Antigiardíase, tricomoníase, antiamebiano.

COBAMAMIDA/TIOCOLQUICOSIDO (NEUROFLAX) (Injetável) - 20 mg / 4 mg / 4 mL - Relaxante muscular, antineurítico.

CODEÍNA, Fosfato de PARACETAMOL (TYLEX CD) Cápsula de - 30

mg/500 mg - Dor leve a moderada.

COLISTIMETATO, sódio (COLMESDANT) (injeção) - 150 mg - Antibiótico para infecções causadas por bactérias suscetíveis.

COLQUICINA (COLCHIQUIM) - 500 mcg e 1 mg - Auxiliar no tratamento de gota e cirrose hepática.

COMPLEXO DE SACARATO DE ÓXIDO FÉRRICO EQUIVALENTE A (FERRO ELEMENTAL) (VENOFERRUM) (Injetável) - 100 mg/5 mL - Para tratamento de anemia ferropriva.

COMPLEXO FÉRRICO POLIMALTOSATO EQUIVALENTE A FERRO ELEMENTAL (FERRANINA) - 3,125 g/100 mL, 17,86 g 100 mL e 178,6 g/100 mL - No tratamento da deficiência de ferro. Suplementação em bebês, gravidez e lactação

COMPLEXO FÉRRICO POLIMALTOSATO EQUIVALENTE A FERRO ELEMENTAR (FERRANINA IM) (Injetável) - 100 mg/2 mL - Para tratamento de anemia ferropriva.

CONDROITINA / DIACEREÍNA (CARTIGEN NF) - 600 mg / 50 mg - Auxiliar no tratamento da artrite reumatoide, artrose e artrose.

CONDROITINA, Sulfato de Sódio (CHONDROSULF) - 800 mg - Auxiliar no tratamento da osteoartrite.

CONDROITINA, Sulfato de Sódio / GLUCOSAMINA, Sulfato (VARTALON COMPOSITUM) Pó - 1200 mg/1500 mg - Auxiliar no tratamento da osteoartrose, condro protetor.

COUMARINA / TROXERUTINA (VENALOT DEPOT) - 30 mg/180 mg - Síndrome varicosa.

CROSPOVIDONA (LÓGICA) Pó - 2 g - Restaurador da flora intestinal, antidiarreico.

CROTAMITON (EURAX) - 10 g / 100 g - Escabicida, Pediculicida, Antipruriginoso.

DABIGATRÁN (PRADAXAR) Cápsula - 75 mg, 110 mg e 150 mg - Prevenção de eventos tromboembólicos (TEV) em pacientes submetidos a cirurgia ortopédica de grande porte. Prevenção de evento vascular cerebral (ECV), embolia sistêmica e redução da mortalidade vascular em pacientes com fibrilação atrial. Tratamento de trombose venosa profunda aguda (TVP) e/ou embolia pulmonar (EP) e prevenção de morte relacionada. Prevenção de trombose venosa profunda recorrente e/ou embolia pulmonar e prevenção de morte relacionada.

DANAZOL (LADOGAL) Cápsula - 100 mg e 200 mg - Para tratamento de endometriose e mastopatia fibrocística.

DAPAGLIFLOZINA PROPANODIOL (FORXIGA) - 5 mg e 10 mg -Para tratamento de Diabetes Mellitus Tipo 2. Para reduzir o risco de hospitalização por insuficiência cardíaca em adultos com Diabetes Mellitus Tipo 2 e doença cardiovascular estabelecida ou múltiplos fatores de risco cardiovascular, para o tratamento de insuficiência cardíaca com fração de ejeção elevada. É indicado para a prevenção do agravamento da nefropatia em pacientes com diabetes mellitus tipo 2. Indicado em adultos para o tratamento da doença renal crónica.

DAPOXETINA (PRILIGY) - 30 mg e 60 mg - Ejaculação precoce.

DAPTOMICINA (CUBICINA) (Injetável) - 350 mg e 500 mg - Antibiótico para infecções causadas por bactérias Gram-positivas.

DARUNAVIR, pílula de etanol (PREZISTA) - 75 mg, 150 mg, 400 mg e 600 mg - Tratamento da infecção pelo vírus da imunodeficiência humana (HIV).

DDEXPANTENOL (BEPANTHEN) Pomada - 5 g / 100 g - Regenerador reconstitutivo e epitelial para prevenção e tratamento de peles irritadas, irritadas, gretadas ou levemente queimadas. Para a prevenção e tratamento de assaduras. Tratamento de fissuras mamárias e mamilares, cicatrização de feridas, fissuras, erosões cutâneas e xerose cutânea. Alívio de queimação e coceira. Auxiliar em transplante de pele (enxertos).

DECANOATO DE TESTOSTERONA / ISOCAPROATO DE TESTOSTERONA / FENILPROPIONATO DE TESTOSTERONA / PROPIONATO DE TESTOSTERONA (SOSTENON 250) (injetável) - 100 mg /60 mg / 60 mg /30 mg / 1mL - Homomonoterapia androgênica. Terapia de reposição de testosterona em homens com condições associadas ao hipogonadismo primário e secundário, congênito ou adquirido.

DEFERASIROX (EXJADE) (Dispersível) - 125 mg, 250 mg e 500 mg - Tratamento da Hemossiderose transfusional em pessoas com mais de 2 anos de idade. Tratamento da sobrecarga crônica de ferro em pacientes que sofrem de síndromes talassêmicas não dependentes de transfusão (NTDT) em maiores de 10 anos de idade.

DEFERASIROX (JADINU) - 90 mg, 180 mg e 360 mg - Tratamento da sobrecarga crônica de ferro devido a transfusões de sangue (hemossiderose transfusional) em pacientes adultos e pediátricos (dois anos de idade ou mais). Tratamento da sobrecarga crónica de ferro em doentes com pelo menos 10 anos de idade que sofrem de síndromes talassémicas não dependentes de transfusão.

DEFLAZACORT (CALCORT) - 6 mg e 30 mg - Antiinflamatório esteroide.

DEGARELIX (FIRMAGON FERRING) (Injeção) - 80 mg / 4,2 mL e 120 mg / 3,0 mL - Para o tratamento do câncer de próstata avançado.

DESFLURANO (SUPRANE) (para inalação) - 100 mL - Anestésico geral.

DESLORATADINA (AVIANT) - 5 mg - Tratamento de sintomas associados à rinite alérgica e outras condições alérgicas.

DESLORATADINA (micronizada) (AVIANT) Xarope - 50 mg/100 mL - Anti-histamínico.

DESMOPRESSINA (MINIRIN MELT) (Sublingual) - 60 mcg, 120 mcg e 240 mcg - Antidiurético. Diabetes insípido, enurese noturna e noctúria.

DESMOPRESSINA (OCTOSTIM) (Injetável) - 15 mcg/mL e 30 mcg/2 mL - Tratamento de tempos de coagulação prolongados, tempos de sangramento prolongados e distúrbios plaquetários.

DESMOPRESSINA, acetato (MINIRIN) (para inalação) - 89 mcg/mL e 1340 mcg/mL - Diabetes insipidus, enurese noturna e noctúria.

DESMOPRESSINA, de acetato (MINIRIN) - 89 mcg e 178 mcg - Diabetes insipidus, enurese noturna e noctúria.

DESOGESTREL (CERAZETTE) Pílula - 75 mg - Contraceptivo hormonal oral.

DESOGESTREL / ETINILESTRADIOL (MARVELON) Pílula - 0,15 mg / 0,03 mg — Contraceptivo.

DESOGESTREL / ETINILESTRADIOL (MERCILON) Pílula - 0,15 mg / 0,02 mg - Anticoncepcional.

DESOGESTREL/ ETINILESTRADIOL (NOVIAL) Pílula - 0,050 mg/ 0,035 mg, 0,100 mg/ 0,030 mg, 0,150 mg/ 0,030 mg - Anticoncepcional.

DESVENLAFAXINA, de succinato monohidratado (PRISTIQ) (liberação estendida) - 50 mg e 100 mg - Transtorno depressivo maior e sintomas vasomotores associados à menopausa.

DEXAMETASONA (ALIN) - 0,5 mg/ 0,75 mg - Corticosteroide sistêmico.

DEXAMETASONA (DECOREX) - 4 mg e 6 mg - Corticosteroide sistêmico.

DEXAMETASONA / FENILBUTAZONA (DIBUTASONA) - 0,50 mg / 100 mg - Analgésico, antiinflamatório não esteroidal.

DEXAMETASONA / TOBRAMICINA (TOBRADEX) - 1 mg / 3 mg / 1 mL - Processos infecciosos que causam inflamação da conjuntiva palpebral, bulbar, córnea, segmento anterior do olho na uveíte anterior crônica, dano à córnea e como profilático na inflamação / infecção pós-cirúrgica.

DEXAMETASONA / TOBRAMICINA (TOBRADEX) Pomada - 1 mg / 3 mg / 1 g - Processos infecciosos que causam inflamação da conjuntiva palpebral, bulbar, córnea, segmento anterior do olho na uveíte anterior crônica, dano à córnea e como profilático na inflamação / infecção pós-cirúrgica.

DEXAMETASONA, 21-isonicotinato (ALIN DEPOT) (Injeção) - 4 mg/1 mL e 8 mg/2 mL - Corticosteroide sistêmico.

DEXLANSOPRAZOL (DEXIVANT) (Liberação Retardada) Cápsula de - 30 mg e 60 mg - Tratamento do refluxo gastroesofágico.

DEXMEDETOMIDINA (PRECEDEX) (injetável) - 200 mcg/2 mL; 80mcg/20mL; 200 mcg/50 mL; 400mcg/100 mL - Agonista do receptor alfa-2-adrenérgico.

DEXRAZOXANE, (CARDIOXANE) Cloridrato (Injetável) - 500 mg - Prevenção da cardiotoxicidade induzida por antraciclinas em pacientes sob terapia antineoplásica.

DEXTROMETORFANO / GUAIFENESINA / PARACETAMOL (MEGAL) - 7,5 mg / 50 mg /100 mg - Expectorante, antitússico, analgésico, antitérmico.

DEXTROMETORFANO, Bromidrato de Clorfenamina, Maleato de Amônio, Cloreto (TORFADRIN) Xarope - 0,250 g / 0,020 g /2,500 g - Sedativo para tosse, expectorante.

DEXTROMETORFANO, Hidrobrometo (MUCOCALM) Cápsula - 30 mg - Antitússico.

DEXTROMETORFANO, Hidrobrometo / LORATADINA / PARACETAMOL

(LADEXGEL) Cápsula - 10 mg / 2 mg / 300 mg - Auxiliar no tratamento sintomático do resfriado comum.

DEXTROMETORFANO, Hidrobrometo / SULFOGUAYACOL (EUCALIPTINA) Xarope - 0,300 g/2.500 g/100 mL - Auxiliar na expectoração de catarro, Antitússico.

DEXTROMETORFANO, Hidrobrometo de / DOXILAMINA, Succinato de / FENILEFHRINA, Cloridrato de / PARAACETAMOL (TABCIN NIGHT) Cápsula - 10 mg / 6,25 mg /5,1 mg / 250 mg - Auxiliar no tratamento sintomático do resfriado comum.

DEXTROMETORFANO, Hidrobrometo de /GUAIFENESINA (BRONCOMED) - 0,3 g /2 g / 100 mL e 0,1 g / 2 g / 100 mL - Expectorante. Antitússico.

DIACEREÍNA (CARTIGEN) Cápsula - 50 mg - Auxiliar no tratamento da osteoartrite.

DIAZEPAM (DIATEX) Cápsula - 8 mg - Relaxante muscular, Ansiolítico.

DIAZEPAM (VALIUM) - 10 mg - Anticonvulsivante, ansiolítico.

DIAZEPAM / SULPIRIDA (NUMENTIAL) - 2,5 mg / 50 mg - Ansiolítico, Antidepressivo.

DIAZEPAM /FENPROPOREX, Cloridrato (ESBELCAPS) Cápsula (Liberação prolongada) - 6 mg / 20 mg - Anorexígeno.

DICICLOVERINA (BENTIL) Cápsula Cloridrato de - 10 mg - Antiespasmódico.

DICLOFENAC (CATAFLAM PEDIÁTRICO) - 180 mg/100 mL - Antiinflamatório com ação analgésica.

DICLOFENAC COLESTIRAMINA (LERTUS) (Liberação Prolongada) Cápsula - 140 mg - Antiinflamatório com ação analgésica.

DICLOFENAC Dietilamônio (NEO-DOLAREN) - 1 g / 100 g - Antiinflamatório não esteroidal com ação analgésica.

DICLOFENAC Epolamina (DIOXAFLEX RAPID) Grânulos - 65 mg - Analgésico, Antirreumático, Antiinflamatório não esteroidal.

DICLOFENAC POTÁSSIO (CATAFLAM DD) - 50 mg - Antiinflamatório não esteroidal com ação analgésica.

DICLOFENAC POTÁSSIO (CATAFLAM JUNIOR) - 25 mg - Antiinflamatório com ação analgésica.

DICLOFENAC POTÁSSIO (CATAFLAM) – 1,5 g/100 mL – Antiinflamatório não esteroidal.

DICLOFENAC POTÁSSIO (VOLTAREN DOLO) Cápsula - 25 mg - Antiinflamatório não esteroidal com ação analgésica.

DICLOFENAC POTÁSSIO / PARACETAMOL DC 90 (TAFIROL AC) - 50 mg / 500 mg - Analgésico, antipirético, antiinflamatório com ação analgésica.

DICLOFENAC Sódico (VOLTAREN 24H) Adesivo - 15 mg e 30 mg - Antiinflamatório não esteroidal de uso tópico.

DICLOFENAC Sódico (VOLTAREN 50) (Liberação Retardada) - 50 mg - Antiinflamatório não esteroidal.

DICLOFENAC Sódico (VOLTAREN EMULGEL) - 1 g / 100 g e 2 g / 100 g - Antiinflamatório não esteroidal auxiliar no tratamento de processos traumáticos agudos (músculos, entorses e contusões) e alívio de desconfortos causados por artríticos e reumáticos condições.

DICLOFENAC Sódico (VOLTAREN RETARD) (Liberação prolongada) - 100 mg- Antiinflamatório com ação analgésica.

DICLOFENAC Sódico (VOLTAREN SR) (Liberação prolongada) - 75 mg - Condições inflamatórias e auxiliar nas condições de reumatismo degenerativo. Dor pós-traumática e pós-operatória, inflamação e edema. Condições dolorosas ou inflamatórias em ginecologia.

DICLOFENAC Sódico (VOLTAREN) (Injetável) - 75 mg/3 mL -Tratamento de dor e inflamação.

DICLOFENAC sódico / MESILATO DE PRIDINOL (DIOXAFLEX DUO) - 50 mg / 4 mg - Relaxante muscular. Antiinflamatório com ação analgésica.

DICLOFENAC sódico / MISOPROSTOL (ARTROTEC) - 50 mg/ 200 mcg; 75 mg/ 200 mcg - Analgésico. Antiinflamatório com ação analgésica.

DICLOFENACO Epolamina (DIOXAFLEX) Adesivo - 180 mg - Antiinflamatório com ação analgésica.

DICLOXACILINA sódica monohidratada (BRISPEN) - 250 mg/ 5 mL - Antibiótico (Betal-lactâmico) para infecções causadas por germes sensíveis.

DICLOXACILINA sódica monoidratada (POSIPEN) Cápsula de - 250 mg e 500 mg - Antibiótico (beta-lactâmico) para infecções causadas por germes sensíveis.

DIDANOSINA (VIDEX EC) Cápsula de - 250 mg e 400 mg - Antirretroviral.

DIDROGESTERONA (DUPHASTON) - 10 mg - Progestágeno.

DIENOGEST (VISANNETTE) - 2 mg - Para tratamento de endometriose.

DIFENIDOL, Cloridrato (VONTROL LP) (liberação prolongada) - 100 mg - Vertigens e náuseas.

DIFENIDOL, Cloridrato (VONTROL) - 25 mg - Antivertiginoso, Antiemético.

DIFENIDOL, Cloridrato (VONTROL) (Injetável) - 40 mg/2 mL - Antivertiginoso, antiemético.

DIFENIDRAMINA, Cloridrato (BENADRYL) Xarope - 250 mg/100 mL - Rinite alérgica, náuseas, vômitos e tonturas, anafilaxia e outras alergias.

DIFLUCORTOLONE, Valerato / ISOCONAZOL, Nitrato / NEOMICINA, Sulfato (SCHERIDERM) - 1 mg / 10 mg /3,3 mg - Antiinflamatório esteroidal tópico, antimicrobiano, antifúngico para aplicação tópica.

DIGOXINA (LANOXINA) Pílula - 0,250 mg - Tratamento da insuficiência cardíaca.

DIHEXAZINA (VITERNUM) - 3,36 g / 100 mL - metanossulfonato / PIRACETAM (METADIEMIL) - 0,0375 g / 20 g /100 mL - Vasodilatador cerebral.

DIIODOHIDROXIQUINOLEÍNA / METRONIDAZOL (METODINA) - 325 mg / 250 mg - Lamblicida e Antiamebial.

DILTIAZEM, Cloridrato (ANGIOTROFIN RETARD) (Liberação prolongada) - 180 mg e 240 mg - Anti-hipertensivo e antianginal (Antagonista do cálcio).

DILTIAZEM, Cloridrato (ANGIOTROFIN) - 30 mg e 60 mg - Vasodilatador coronário.

DILTIAZEM, Gel Cloridrato (ANGIOTROFIN) - 2 g/100 g - Bloqueador dos canais de cálcio.

DIMENIDRINATO (DIMICAPS) (Gelatina Mole) Cápsula - 50mg - Antiemético.

DIMENIDRINATO (DRAMAMINA) - 25 mg - Anticinético, Antiemético. Para a prevenção e tratamento de náuseas, vómitos ou enjoos.

DIMENIDRINATO (DRAMAMINA) - 50 mg - Anticinético, Antiemético. Para a prevenção e tratamento de náuseas, vómitos ou enjoos.

DIMETICONA / DIYODOHIDROXIQUINOLEÍNA (FARMEBAN) - 4,2 g/ 0,5 g/ 100 mL - Antiflatulento, antiamébico.

DIMETICONA / DIYODOHIDROXIQUINOLEÍNA (FARMEBAN) Cápsula - 100 mg/500 mg - Antiflatulento, antiamébico.

DIMETICONA / MAGALDRATO (RIOPAN) - 1 g/ 8 g/100 mL - Antiácido.

DIMETICONA / METOCLOPRAMIDA, Cloridrato (ESPAVEN MD) Cápsula - 40 mg / 10 mg - Antiflatulento, antiemético.

DIMETICONA/METOCLOPRAMIDA, Cloridrato (DIGENOR) - (400 mg / 100 mg) /100 mL - Meteorismo, procinético.

DIMETICONE / MAGALDRATE (RIOPAN) (mastigável) - 100 mg/ 800 mg - Antiácido.

DIMETILFUMARATO (TECFIDERA) (Liberação Retardada) Cápsula de - 120 mg e 240 mg - Tratamento de pacientes adultos com esclerose múltipla remitente-recorrente.

DINOPROSTONE (PREPIDIL) - 0,5 mg /3 g - Estimulante da contratilidade uterina.

DINOPROSTONE (PROPESS) - 10 mg - Estimulante da contratilidade uterina.

DIOSMINA (PHLEBODIA) - 600 mg - Flebotônico.

DIOSMINA / Dobesilato de CÁLCIO / HESPERIDINA (VASCULFLOW) - 225 mg/250 mg/25 mg - Tratamento da insuficiência venosa.

DIOSMINA / HESPERIDINA (VARITON) - 450 mg/50 mg - Síndrome varicosa.

DIPENIDRAMINA, Cloridrato (NYQUILZ) Cápsula (Gelatina Mole) - 25mg - Ajuda no tratamento de insônia ocasional.

DIPENIDRAMINA, de cloridrato (NYTOL) - 50 mg - Ajuda no tratamento de insônia ocasional.

DIPIRIDAMOL (PERSANTIN) - 25 mg e 75 mg - Modificador da coagulação sanguínea, Anticoagulante.

DIPIRIDAMOL (PERSANTIN) (Injetável) - 10 mg/2 mL e 50 mg/10 mL - Vasodilatador coronário.

DISOPIRÂMIDA (DIMODAN) Cápsula de - 100 mg — Antiarrítmico.

DISOPIRAMIDA, Fosfato (DIMODAN 250) (liberação prolongada) - 250 mg -

Antiarrítmico.

dissódica de FOSFOMICINA (FOSFOCIL) (Injetável) - 0,5g/2mL e 1g/4mL - Antibiótico para infecções causadas por bactérias suscetíveis.

DISULFIRAM (ETABUS) - 250 mg - Auxiliar no tratamento do alcoolismo crônico.

DIYODOHIDROXIQUINOLEINA (DIODOQUIN) - 4,2 g / 100 mL - Antigiardíase, Tricomoníase, Antiamebínico.

DIYODOHIDROXIQUINOLEÍNA (DIODOQUINA) - 650 mg - Antiamebiano.

DIYODOHIDROXIQUINOLEÍNA / FTALILSULFATIAZOL / PAPAVERINA, Cloridrato de (TALYAZINA) - 100 mg / 370 mg /10 mg - Agente quimioterápico contra algumas infecções entéricas, antiespasmódico.

DIYODOHIDROXIQUINOLEÍNA /METRONIDAZOL, de Benzoato (METODINA) - 4,2 g/ 2,5 g/100 mL - Lamblicida, Antiamebic.

DOBESILATO DE CÁLCIO (Monohidrato) (DOXIUM 500) Cápsula - 500 mg - Adjuvante no tratamento da fragilidade capilar.

DOBESILATO DE CÁLCIO / LIDOCAÍNA, Cloridrato / DEXAMETASONA, Acetato (DOXIPROCT PLUS) Pomada - 4 g / 2 g / 0,025 g / 100 g - Anestésico tópico. Antiinflamatório tópico.

DOCETAXEL Trihidrato (TAXOTERE) (Injeção) - 20 mg/(1 mL ou 1,5 mL) e 80/(4 mL ou 6 mL) - Para o tratamento de câncer de pulmão de células não pequenas, câncer de mama, câncer de ovário metastático.

DOCUSATE DE SÓDIO (DIOCAPS) Cápsula de - 100 mg - Laxante.

DOLASETRON, Mesilato (ANZEMET) - 100 mg - Antiemético.

DOMPERIDONA (MOTILIUM) - 10 mg - Antiemético.

DOMPERIDONA (MOTILIUM) – 0,1 g/100 mL – Tratamento do refluxo gastroesofágico. Antiemético.

DOMPERIDONA, Maleato (SERONEX LP) (Liberação Prolongada) - 60 mg - Tratamento do refluxo gastroesofágico, Antiemético.

DONEPEZIL, Cloridrato (ERANZ) - 5 mg e 10 mg - Para o tratamento da demência de Alzheimer.

DORZOLAMIDA, Cloridrato (TRUSOPT) - 20 mg/mL - Para o tratamento de pressão intraocular elevada, glaucoma de ângulo aberto, glaucoma pseudoesfoliativo e outros glaucomas de ângulo aberto, no tratamento de curto prazo de glaucomas pediátricos, como terapia adjuvante aos bctabloqueadores e à monoterapia.

DORZOLAMIDA, Cloridrato/TIMOLOL, Maleato (COSOPT) - 20 mg/5 mg/mL - Tratamento de pressão intraocular elevada, Hipertensão ocular, Glaucoma de ângulo aberto, Glaucoma pseudoexfoliativo e outros glaucomas secundários de ângulo aberto.

DOXAZOSINA (CARDURA XL) (liberação prolongada) - 4 mg - Anti-hipertensivo e para tratamento sintomático da hiperplasia prostática benigna.

DOXAZOSINA, Mesilato (CARDURA) - 2 mg e 4 mg - Bloqueador Alfa 1A para o tratamento sintomático da hiperplasia prostática benigna.

DOXEPINA, Cloridrato (SINEQUAN) Cápsula - 25 mg - Antidepressivo.

DOXICICLINA, Hiclato (VIBRAMICINA) Cápsula - 50 mg e 100 mg - Antibiótico para infecções causadas por bactérias suscetíveis.

DOXOFILINA (AXOFIN) - 400 mg - Broncodilatador.

DOXORUBICINA LIPOSOMAL, Cloridrato (DOXOPEG) (injeção) - 2,0 mg/mL - Sarcoma de Kaposi. Para o tratamento do câncer de mama avançado ou metastático. Para o tratamento do câncer de ovário metastático. Tratamento do mieloma múltiplo progressivo em combinação com bortezomibe.

Drageia de cloridrato de ISOTYPENDYL, (ANDANTOL) - 4 mg - Anti-histamínico.

DRONEDARONE, de cloridrato (REGIVAS) - 400 mg (adicionado como 426 mg) - Tratamento para pacientes que sofrem de fibrilação ou flutter atrial.

DROPROPIZINA (TROFERIT) - 20 mg - Antitússico.

DROPROPIZINA (TROFERIT) - 30 mg - Antitússico.

DROSPIRENONA / ESTRADIOL (ANGELIQ) - 2 mg/1 mg - Terapia de reposição hormonal.

DROSPIRENONA/ETINILESTRADIOL (YASMIN) - 3 mg/ 0,02 mg; 3 mg/ 0,03 mg - Anticoncepcional.

DULOXETINA, (CYMBALTA) Cápsula Cloridrato (Liberação Retardada) - 30 mg e 60 mg - Antidepressivo.

DUTASTERIDA (AVODART) Cápsula de - 0,5 mg - Hiperplasia prostática benigna.

EBASTINA (EVASTEL Z) Wafer - 10 mg e 20 mg — Anti-histamínico.

EBASTINA (EVASTEL) - 7,5 mg/1 mL - Anti-histamínico

EBASTINE (EVASTEL) - 10 mg e 20 mg - Anti-histamínico.

EDOXABAN (LIXIANA) - 30 mg e 60 mg - Indicado para reduzir o risco de evento vascular cerebral (ECV) e embolia sistêmica em pacientes com fibrilação atrial não valvular (FANV), tratamento de tromboembolismo venoso (TEV) incluindo trombose venosa (TVP) e embolia pulmonar (EP) e a prevenção de TEV recorrente (TVP e/ou EP).

ELETRIPTAN, Hidrobrometo (RELPAX) - 40 mg e 80 mg - Antienxaqueca.

EMTRICITABINA (EMTRIVA) Cápsula - 200 mg - Antirretroviral.

EMTRICITABINA / TENOFOVIR DISOPROXIL, fumarato (TRUVADA) - 200 mg / 300 mg - Antirretroviral contra HIV (AIDS).

ENALAPRIL / LERCANIDIPINA (ZANIDUAL) - 10 mg / 10 mg e 20 mg / 10 mg - Anti-hipertensivo.

ENFUVIRTIDA (FUZEON) (Injetável) - 90 mg/mL - Antirretroviral.

ENOXOLONE (Glicirrizinato de monoamônio) (EPIGEN) (Para nebulização) - 0,1 g/100 mL - Antiviral para tratamento de herpes labial.

ENTECAVIR (BARACLUDE) Pílula - 0,5 mg e 1 mg - Antiviral para tratamento da hepatite B crônica.

EPINASTINA (ELESTAT) - 0,5 mg/1 mL - Anti-histamínico.

EPINEFRINA (PINADRINA) (injeção) - 1 mg/mL - Parada cardíaca.

EPLERENONA (INSPRA IC) - 25 mg e 50 mg - Tratamento da insuficiência cardíaca, Adjuvante no tratamento da hipertensão arterial sistêmica.

EPROSARTAN, de Mesilato (TEVETENZ) - 600 mg - Anti-hipertensivo.

EPROSARTAN, mesilato de HIDROCLOROTIAZIDA (TEVETENZ DOX) - 600 mg / 12,5 mg - Anti-hipertensivo.

ERDOSTEÍNA (ESTECLIN) - 175 mg/5 mL - Mucolítica.

ERDOSTEÍNA (ESTECLIN) Cápsula de - 300 mg - Mucolítica.

ERGOMETRINA (ERGOTRATE) (Injetável) - 0,2 mg/mL - Estimulante da contratilidade uterina.

ERIBULIN, (HALAVEN) mesilato (injeção) - 1 mg/2 mL -Para o tratamento de pacientes adultos com câncer de mama localmente avançado ou metastático com progressão da doença após pelo menos um regime de quimioterapia para doença avançada. A terapia anterior deve ter incluído uma antraciclina e um taxano no cenário adjuvante ou metastático, a menos que esses tratamentos não fossem apropriados para os pacientes. Para o tratamento de pacientes adultos com lipossarcoma irressecável que receberam tratamento prévio com antraciclina (a menos que seja inadequado) para doença avançada ou metastática.

ERITROMICINA, Estearato (LATOTRYD) - 500 mg - Antibiótico (Macrólido) para infecções causadas por germes sensíveis.

ERITROMICINA, Estolato (ILOSONE 500) - 500 mg - Antibiótico (macrólido) para infecções causadas por germes sensíveis.

ERITROMICINA, Estolato (ILOSONE LIQUID) - 125 mg / 5 mL e 250 mg / 5 mL - Antibiótico (macrólido) para infecções causadas por germes sensíveis.

ERITROMICINA, Estolato (ILOSONE) Cápsula de - 250 mg - Antibiótico (Macrólido) para infecções causadas por germes sensíveis.

ERITROMICINA, Etilsuccinato (PANTOMICINA ES-600) - 600 mg - Antibiótico (macrólido).

ERITROMICINA, Etilsuccinato (PANTOMICINA ES) - 250 mg/5 mL e 500 mg/5 mL - Antibiótico (macrólido) para infecções causadas por germes sensíveis.

ERLOTINIB, Cloridrato (TARCEVA) - 25 mg, 100 mg e 150 mg - Antineoplásico.

ERTAPENEM (INVANZ) (Injetável) - 1 g (liofilizado) - Infecções moderadas a graves causadas por germes sensíveis.

ESCITALOPRAM, de Oxalato (LEXAPRO) - 10 mg e 20 mg - Tratamento de ansiedade generalizada, transtorno obsessivo-compulsivo (TOC), antidepressivo.

ESOMEPRAZOL (NEXIUM IV) (Injetável) - 40 mg - Tratamento de úlcera péptica gástrica e duodenal. Manutenção a curto prazo da hemostasia e prevenção de ressangramento em pacientes submetidos à endoscopia terapêutica para úlceras gástricas e duodenais com sangramento agudo.

ESOMEPRAZOL (NEXIUM-MUPS) - 20 mg e 40 mg - Síndrome de Zollinger-Ellison e hipersecreção idiopática. Para o tratamento de úlcera péptica gástrica e duodenal. Tratamento de sintomas gastrointestinais associados à terapia medicamentosa com AINEs. Cicatrização de úlceras gástricas associadas à terapia medicamentosa. Prevenção em pacientes com alto risco de úlceras gástricas e duodenais.

ESOMEPRAZOL (NEXIUM) Grânulos - 2,5 mg, 5 mg e 10 mg - Para tratamento de úlcera péptica gástrica e duodenal. Tratamento do refluxo gastroesofágico. Adjuvante na erradicação do Helicobacter Pylori. Tratamento de sintomas gastrointestinais associados à terapia medicamentosa com AINEs.

ESPIRAMICINA (PROVAMICINA) - 1.500.000 UI - Antibiótico (macrólido) para infecções causadas por bactérias sensíveis.

ESPIRONOLACTONA (ALDACTONE 100) - 100 mg - Diurético.

ESPIRONOLACTONA (ALDACTONE A) - 25 mg - Anti-hipertensivo. Diurético.

ESPIRONOLACTONA/FUROSEMIDA (LASILACTON) Cápsula - 50 mg/20 mg - Diurético, Anti-hipertensivo.

ESTAZOLAM (TASEDAN) - 2 mg - Hipnótico e sedativo.

ÉSTERES ETÍLICOS DE ÁCIDOS GRAXOS ÔMEGA 3 (OMACOR) Cápsula - 1000 mg - Adjuvante no tratamento da hipertrigliceridemia endógena / tratamento adjuvante de prevenção secundária após infarto do miocárdio.

ESTRADIOL HEMI-HIDRATADO (EVOREL) Patch (liberação prolongada) - 1,6 mg, 3,2 mg e 6,4 mg - Terapia de reposição hormonal (estrogênio) e prevenção da osteoporose pós-menopausa.

ESTRADIOL HEMIHIDRATADO / NORETHISTERONA, Acetato (EVORELCONTI) Patch (liberação prolongada) - 3,2 mg/11,2 mg - Tratamento de reposição hormonal.

ESTRADIOL, Cipionato / MEDROXIPROGESTERONA, Acetato (CICLOFEMINA) (Injetável) - 5,0 mg / 25,0 mg /0,5 mL -Anovulatório.

ESTRADIOL, Valerato (PRIMOGYN) - 1 mg e 2 mg - Terapia de reposição hormonal.

ESTRADIOL, Valerato / NORGESTREL (PROGYLUTON) - 2mg /0,5mg - Terapia de reposição hormonal.

ESTRADIOL, Valerato / TESTOSTERONA, Enantato (DESPAMEN) (Injetável) - 5 mg/100 mg/1 mL e 2,5 mg/50mg/ 0,5 mL - Terapia de reposição hormonal.

ESTRADIOL, valerato/DIENOGEST (QLAIRA) – 3 mg/0 mg (2 comprimidos); 2 mg/2 mg (5 comprimidos); 1 mg/0 mg (2 comprimidos); 2 mg/3 mg (17 comprimidos); 0 mg/ 0 mg (2 comprimidos) - Contraceptivo.

ESTRADIOL, Valerato/NORETHISTERONA (MESIGYNA) (Injetável) - (5mg/50mg)/ 1mL - Anovulatório.

ESTRAMUSTINA, Cápsula de Fosfato (EMCYT) - 140 mg - Para o tratamento paliativo do carcinoma prostático metastático.

ESTREPTOKINASE / ESTREPTODORNASE (VARIDASE) - 10000 U / 2500 U - Enzimas fibrinolíticas.

ESTREPTOMICINA, Sulfato (BUCOMICINA) Cápsula de - 100 mg - Antibiótico (Aminoglicosídeo).

ESTRIOL (OVESTIN) - 0,5 mg - Para deficiência de estrogênio associada à menopausa.

ESTRIOL (OVESTIN) - 1 mg - Estrogênio. Terapia de reposição hormonal.

ESTROGÊNIOS CONJUGADOS (PREMARIN) - 0,625 mg - Terapia de reposição hormonal.

ESTRÓGENOS CONJUGADOS (PREMARIN CREAM V) - 62,5 mg / 100 g - Terapia de reposição hormonal.

ESTRÓGENOS CONJUGADOS / MEDROXIPROGESTERONA, Acetato (PREMELLE) - 62,5 mg / 2,50 mg - Terapia de reposição hormonal.

ETAMSILATO (DICINONA) (Injetável) - 250 mg / 2 mL - Hemostática.

ETAMSILATO (DICYNONE) - 500 mg - Anti-hemorrágico, hemostático.

ETAMSILATO (DICYNONE) Cápsula de - 500 mg - Prevenção e tratamento de hemorragias capilares.

ETIL LOFLAZEPATO (VICTAN) - 2 mg - Ansiolítico.

ETILEFRINA, Cloridrato (EFFORTIL) - 5 mg - Analéptico e cardiocirculatório (simpaticomimético)

ETINILESTRADIOL / CLORMADINOONA, Acetato (BELARA) - 0,02 mg / 2 mg e 0,03 mg / 2 mg - Contraceptivo oral e para tratamento de acne em mulheres.

ETINILESTRADIOL / ETONOGESTREL (NUVARING) Pó - 2,7 mg/11,7 mg - Contraceptivo vaginal.

ETINILESTRADIOL / LEVONORGESTREL (NEOGYNON) - 0,050 mg/0,250 mg - Contraceptivo hormonal oral.

ETINILESTRADIOL NORELGESTROMINA (EVRA) Patch de - 0,600 mg/6,0 mg - Contracepção feminina.

ETINILESTRADIOL/ LEVONORGESTREL (TRIQUILAR) - 0,03 mg / 0,05 mg, 0,04 mg / 0,075 mg e 0,03 mg / 0,125 mg - Anticoncepcional.

ETINILESTRADIOL/GESTODENO (GYNOVIN) Pílula – 20 mcg/75 mcg e 30 mcg/75 mcg – Contraceptivo hormonal oral.

ETOFENAMATE (METOTROP) - 10 g/100 g - Auxiliar no alívio de dores articulares e de tecidos moles do sistema musculoesquelético.

ETOFENAMATE (METOTROP) - 5 g/100 g - Analgésico antiinflamatório não esteroidal.

ETOFENAMATE (METOTROP) (Injetável) - 1 g/2 mL - Analgésico, antiinflamatório com ação analgésica.

ETONOGESTREL (IMPLANON NXT) Implante - 68 mg - Contraceptivo hormonal.

ETORICOXIB (ARCOXIA) - 30 mg, 60 mg, 90 mg, 120 mg - Antiinflamatório não esteroidal com ação analgésica e antipirética.

ETRAVIRINA (INTELENCE) - 100 mg e 200 mg - Antirretroviral.

EVEROLIMUS (AFINITOR) - 2,5 mg, 5 mg e 10 mg - Antineoplásicos, tumores neuroendócrinos avançados e astrocitomas subependimários de células gigantes associados à esclerose tuberosa, mulheres na pós-menopausa com câncer de mama avançado com receptor hormonal positivo em combinação com inibidor da aromatase após outra terapia endócrina. Pacientes com angiomiolipoma renal associado ao complexo de esclerose tuberosa que não requer cirurgia imediata.

EVEROLIMUS (CERTICAN) - 0,25 mg, 0,5 mg, 0,75 mg e 1,0 mg - Adjuvante para profilaxia de rejeição em transplante renal. Assistente em transplante de coração. E profilaxia da rejeição de órgãos em pacientes que recebem transplante de fígado em combinação com doses reduzidas de Tacrolimus e Corticosteróides.

EXEMESTANO (AROMASINA) - 25 mg — Antineoplásico.

EXENATIDA (BAIETTA) (Injetável) - 250 mcg/mL - Para tratamento de Diabetes mellitus tipo 2.

EXENATIDA (BYDUREON) (Injeção/Liberação Prolongada) - 2 mg - Diabetes Mellitus tipo 2

EZETIMIBA (EZETROL) - 10 mg - Hipocolesterolêmico.

EZETIMIBA (ZIENT) - 10 mg - Hipocolesterolêmico.

EZETIMIBA/ATORVASTATINA (ATOZET) - 10 mg/10 mg;10 mg/20 mg; 10 mg/40 mg e 10 mg/80 mg - Hipercolesterolemia primária, hipercolesterolemia familiar homozigítica (HoFH).

EZETIMIBA/SINVASTATINA (VYTORIN) - 10 mg/10 mg;10 mg/20 mg; 10 mg/40 mg e 10 mg/80 mg - Hipocolesterolemia primária e hipocolesterolemia familiar homozigótica.

EZETIMIBA/SINVASTATINA (ZINTREPID) - 10mg/10mg; 10mg/20mg; 10 mg/40 mg e 10 mg/80 mg - Hipocolesterolêmico.

FAMOTIDINA (DURATER) - 20 mg e 40 mg - Para tratamento de úlcera péptica gástrica e duodenal.

FAMOTIDINA (FACIDEX) (mastigável) - 10 mg - Antiácido.

FAMOTIDINA (ULTIDIN) (Gelatina Mole) Cápsula - 20 mg - Para o tratamento de úlcera péptica gástrica e duodenal.

FAMOTIDINA/ HIDRÓXIDO DE MAGNÉSIO/ CARBONATO DE CÁLCIO (FACIDEX TOTAL) (mastigável) - 10 mg/165 mg/800 mg e 20 mg/165 mg/800 mg - Azia, azia e indigestão.

FELODIPINA (PLENDIL) (liberação prolongada) - 5 mg - Anti-hipertensivo, antagonista do cálcio, angina de peito, hipertensão arterial sistêmica.

FELODIPINA / METOPROLOL, Succinato (LOGIMAX) (liberação prolongada) - 5 mg / 47,5 mg - Anti-hipertensivo, Antianginal.

FENAZOPIRIDINA, Cloridrato (PIRIMIR) - 100 mg - Analgésico e acidificante das vias urinárias, auxiliar no tratamento de infecções urinárias, profilático no pré e pós-operatório e em exames urológicos instrumentais.

FENAZOPIRIDINA, Cloridrato / NORFLOXACINA (MICTASOL) - 100 mg / 400 mg - Antimicrobiano (quinolona) para infecções causadas por germes sensíveis, analgésico do trato urinário.

FENILEFRINA, Cloridrato / LORATADINA (DIMEGAN-D) Cápsula - 20 mg / 5 mg - Descongestionante, anti-histamínico.

FENILEFRINA, cloridrato de (NEFRIN OFTHENE) - 100 mg / 1 mL - Vasoconstritor, midriático e cicloplégico.

FENILEFRINA, Cloridrato de LORATADINA (DIMEGAN D) - 0,20 g/0,050 g/100mL - Descongestionante, anti-histamínico.

FENILEFRINA, Cloridrato de LORATADINA (DIMEGAN D) Xarope - 0,40 g/0,100 g/100 mL - Descongestionante, Anti-histamínico.

FENILEFRINA/LORATADINA (micronizada) (CLARITYNE D) (Liberação Prolongada/Liberação Imediata) Cloridrato de - 30 mg/5 mg - Para o alívio dos sintomas associados à rinite alérgica como congestão nasal, espirros, rinorreia, olhos lacrimejantes e prurido. Quando se deseja ter o efeito anti-histamínico da loratadina e a ação descongestionante do cloridrato de fenilefrina.

FENITOÍNA (EPAMIN) – 0,750 g/100 mL e 2,5 g/100 mL – Anticonvulsivante.

FENITOÍNA SÓDICA (EPAMIN SP) (Injetável) - 250 mg/5 mL - Antiepiléptico.

FENITOÍNA sódica (EPAMIN) Cápsula de - 100 mg - Anticonvulsivante.

FENITOÍNA SÓDICA (FENIDANTOÍNA S) Pílula de - 100 mg - Anticonvulsivante.

FENOBARBITAL (ALEPSAL) - 100 mg - Antiepiléptico, Hipnótico.

FENOFIBRATO (CONTROLIP-160) Cápsula de - 160 mg - Hipocolesterolêmico.

FENOFIBRATO (LIPIDIL) Cápsula de - 200 mg - Tratamento da hipertrigliceridemia isolado ou combinado. Tratamento de hiperlipoproteinemias secundárias e redução da progressão da retinopatia diabética não proliferativa em pacientes com diabetes mellitus tipo 2

FENOFIBRATO DE COLINA (CONTROLIP-TRILIPIX) Cápsula de - 45 mg e 135 mg - Indicado como monoterapia em hipertrigliceridemia grave com ou sem colesterol HDL baixo e hiperlipidemia mista quando uma estatina é contraindicada ou não bem tolerada. E na coadministração na hiperlipidemia mista em pacientes com alto risco cardiovascular, além de uma estatina, quando os triglicerídeos e o colesterol HDL não são adequadamente controlados apenas com a estatina.

FENOLFTALEÍNA (GENTILAX) - 60 mg - Laxante.

FENOTRINA / LIDOCAÍNA, Cloridrato (HERKLIN NF) - 0,2 g / 2 g / 100 mL - Parasiticida cutâneo.

FENOVERINA (SPASMOPRIV) Cápsula de - 200 mg - Antiespasmódico.

FENPROPOREX, Cloridrato (FEPROREX) Cápsula (Liberação Estendida) - 20 mg - Anorexígeno.

FENPROPOREX, Cloridrato (IFA DIETY AP) (liberação prolongada) - 20 mg - Anorexígeno.

FENPROPOREX, Cloridrato (IFA DIETY) - 10 mg - Anorexígeno.

FENTANIL (DUROGESIC D-TRANS) Adesivo - 4,2 mg e 8,4 mg - Analgésico, narcótico.

FENTANIL, de citrato (TORAFEN) - 100 mcg, 200 mcg, 400 mcg, 600 mcg e 800 mcg - Tratamento opioide da dor irruptiva em pacientes adultos com câncer.

FENTERMINA, Cloridrato (ACXION C) Cápsula - 5 mg, 10 mg e 15 mg - Auxiliar no tratamento da obesidade exógena.

FENTERMINA, Cloridrato (IFA ACXION) - 15 mg e 30 mg - Anorexígeno.

FENTERMINA, de cloridrato (ACXION AP) (liberação prolongada) - 30 mg - anorexígeno.

FENTICONAZOL, Nitrato (LOMEXIN) - 1000 mg - Antifúngico vaginal.

FENTICONAZOL, Nitrato (LOMEXIN) - 2 g / 100 g - Antifúngico de amplo espectro.

FERRO ELEMENTAL (HI-DEX) (Injetável) - 100 mg /1 mL - Antianêmico.

FEXOFENADINA, Cloridrato (ALLEGRA) - 30 mg, 120 mg e 180 mg - Anti-histamínico.

FEXOFENADINA, Cloridrato (ALLEGRA) - 600 mg / 100 mL - Anti-histamínico.

FEXOFENADINA, Cloridrato / FENILEFRINA, Cloridrato (Allegra D) - 60 mg / 25 mg - Anti-histamínico e descongestionante.

FINASTERIDA (PROPESHIA) Pílula de - 1 mg - Alopecia androgênica.

FINASTERIDA (PROSCAR) - 5 mg - Tratamento da hipertrofia benigna da próstata.

FINGOLIMOD, Cloridrato (GILENYA) Cápsula - 0,500 mg - Para o tratamento da Esclerose Múltipla.

FLAVOXATE, (BLADURIL) Cloridrato - 200 mg - Antiespasmódico para o trato geniturinário.

FLECAINIDA, Acetato (TAMBOCOR) - 100 mg - Antiarrítmico.

FLOROGLUCINOL (PANCLASA) - 2 g/100 mL - Antiespasmódico.

FLOROGLUCINOL / TRIMETILFLOROGLUCINOL (PANCLASA) (Injetável) - 40 mg / 0,040 mg /2 mL - Antiespasmódico nos tratos geniturinário, biliar, genital e digestivo

FLOROGLUCINOL / TRIMETILFLOROGLUCINOL (PANCLASA) Cápsula de - 80 mg/80 mg - Dor por cólica, cólica biliar, renouretral, cólicas menstruais.

FLOROGLUCINOL / TRIMETILFLOROGLUCINOL / CLONIXINATO DE LISINA (KLONAZA) Cápsula - 80 mg/80 mg/125 mg - Antiespasmódico.

FLUCONAZOL (DIFLUCAN) (injeção) - 2 mg/mL - Antifúngico

FLUCONAZOL (DIFLUCAN) Cápsula de - 50 mg, 100 mg e 150 mg - Antifúngico.

FLUCONAZOL / TINIDAZOL (AFUMIX) - 37,5mg/ 500mg - Antibiótico, antifúngico.

FLUDARABINA, Fosfato (BENEFLUR) - 10 mg - Antimetabólito.

FLUFENAZINA Cloridrato de / Cloridrato de NORTRIPTILINA (MOTIVAL) - 0,5 mg/10 mg - Tranquilizante ansiolítico

FLUNARIZINA, (SIBELIUM) Cloridrato - 5 mg - Tratamento para enxaqueca com e sem aura, vertigem vestibular.

FLUOCINOLONA, Acetato de CLIOQUINOL (SYNALAR-C) - 0,010 g/3

g/100 g - Dermatoses diversas. Antiinflamatório tópico.

FLUOCINOLONA, ACETONIDA (SYNALAR SIMPLES) - 0,010 g/100 g e 0,025 g/100 g - Antiinflamatório esteroide, corticosteróide para aplicação cutânea.

FLUOCINOLONA, Acetonida / METRONIDAZOL / NISTATIN (VAGITROL-V) - 0,5 mg / 500 mg /100.000 UI - Tricomonicida e antifúngico vaginal.

FLUOCINOLONA, Acetonido de / FENILEFRINA, Cloridrato de / NEOMICINA, Sulfato de / POLIMIXINA B, Sulfato de (SYNALAR-N) - 0,100 mg/2,5 mg/3,5 mg/2 000 U/1 mL - Tratamento e profilaxia de rinites alérgicas sazonais .

FLUOCINOLONA, Acetonido de / LIDOCAÍNA, Cloridrato de / NEOMICINA, Sulfato de / POLIMIXINA B, Sulfato de (SYNALAR-O) - 0,25mg/20mg/3,5mg/ 10.000 U /1 mL - Antimicrobiano ótico. Anti-inflamatório não esteróide.

FLUOCINOLONA, Acetonido de NEOMICINA, (SYNALAR-NEO) Sulfato - 0,010 g/0,350 g/100 g - Antiinflamatório com antibiótico

FLUOCINOLONA, Acetonido de NEOMICINA, Sulfato de POLIMIXINA B, sulfato (SYNALAR OFTÁLMICO) - 0,150 mg/3,5 mg/10.000 U/1 mL - Para o tratamento de condições inflamatórias, alérgicas e infecções do segmento anterior do olho

FLUOCINONIDA (TOPSYN) - 50 mg/100 g - Antiinflamatório tópico.

FLUOROMETOLONA (FLUFORTE LIQUIFILM) - 1 mg/1 mL - Corticosteroide oftálmico.

FLUOROURACIL (EFUDIX) - 5 g/100 g - Tratamento de ceratose actínica, doença de Bowen, epitelioma basocelular, lesões cutâneas e genitais causadas por HPV.

FLUOROURACIL/ÁCIDO SALICÍLICO (ACTIKERALL) - 0,474 g / 9,480 g /100 mL - Tratamento de ceratose actínica hiperqueratótica em pacientes adultos imunocompetentes.

FLUOXETINA Cloridrato de (PROZAC 20) Cápsula - 20 mg - Antidepressivo.

FLUPENTIXOL, de Dicloridrato (FLUANXOL) - 5 mg - Antipsicótico.

FLUPENTIXOL, Decanoato (FLUANXOL DEPOT) (Injeção) - 20 mg/1 mL - Antipsicótico.

FLURBIPROFEN (ANSAID) - 100 mg - Analgésico, anti-inflamatório com ação analgésica.

FLURBIPROFEN (GRANEODIN F) - 8,75 mg - Indicado para alívio sintomático de curto prazo de irritação e inflamação na garganta.

FLUTICASONA, Propionato (FLIXOTIDE) Aerossol (Para inalação) - 0,83 mg e 3,30 mg - Antiinflamatório esteroide. Terapia auxiliar da asma brônquica. Tratamento da Doença Pulmonar Obstrutiva Crônica (DPOC) em combinação com broncodilatadores de ação prolongada.

FLUTICASONA, Propionato (NEBULAS DE FLIXOTIDE) (Para nebulização) - 0,5 mg/2 mL e 2,0 mg/2 mL - Profilático para asma grave e exacerbações agudas, antiinflamatório esteroidal.

FLUTICASONA, PROPIONATO / SALMETEROL, Xinafoato (SERETIDE

EVOHALER) Aerossol (Para inalação) - 25 mcg /50 mcg, 25 mcg /125 mcg e 25 mcg /250 mcg - Asma, doença pulmonar obstrutiva crônica.

FLUTICASONA, Propionato de SALMETEROL, Xinafoato (SERETIDE DISKUS) Pó (Para inalação) - 50 mcg/100 mcg, 50 mcg/250 mcg e 50 mcg/500 mcg - Broncodilatador, doença pulmonar obstrutiva crônica, antiinflamatório esteroidal.

FLUTICASONE (AVAMYS 2A) - 27,5 mcg/50 mcL - Rinite alérgica sazonal e perene, Antiinflamatório esteroide.

FLUTICASONE, de Propionato (FLIXONASE) - 0,5 mg/mL - Tratamento e profilaxia da rinite alérgica sazonal

FLUTICASONE, Propionato (CUTIVATE) - 0,050 g/100 g - Dermatoses diversas, antiinflamatório tópico.

FLUTRIMAZOL (MICETAL) - 1 g/100 g - Antifúngico de amplo espectro.

FLUVOXAMINA, de Maleato (LUVOX) - 50 mg e 100 mg - Antidepressivo.

FONDAPARINUX SODIUM (ARIXTRA) (Injetável) - 2,5 mg/ 0,5 mL - Prevenção de tromboembolismo venoso em pacientes submetidos a cirurgia ortopédica.

FOSAPREPITANT (EMEND IV) (Injetável) - 150 mg - Indicado em combinação com outros antieméticos, para prevenção de náuseas e vômitos agudos e tardios associados a ciclos iniciais e subsequentes de quimioterapia antineoplásica altamente emetogênica e quimioterapia antineoplásica moderadamente emetogênica emetogênica.

FOSFATO DE TEDIZOLIDA (SIVEXTRO) - 200 mg - Para o tratamento de infecções bacterianas agudas da pele e da estrutura da pele (ABSSSI) causadas por cepas suscetíveis dos seguintes microrganismos Gram-positivos: Staphylococcus aureus (incluindo isolados resistentes à meticilina [MRSA] e meticilina- suscetível [MSSA]), Streptococcus pyogenes, Streptococcus agalactiae, grupo Streptococcus anginosus (que inclui Streptococcus anginosus, Streptococcus intermedius e Streptococcus contellatus) e Enterococcus faecalis.

FOSFATO DE TEDIZOLIDA (SIVEXTRO) (Injeção) - 200 mg - Para o tratamento de infecções bacterianas agudas da pele e da estrutura da pele (ABSSSI) causadas por cepas suscetíveis dos seguintes microrganismos Gram-positivos: Staphylococcus aureus (incluindo isolados resistentes suscetíveis à meticilina [MRSA] e suscetível à meticilina [MSSA]), Streptococcus pyogenes, Streptococcus agalactiae, grupo Streptococcus anginosus (que inclui Streptococcus anginosus, Streptococcus intermedius e Streptococcus contellatus) e Enterococcus faecalis.

FOSFOMICINA cálcio monohidratado (FOSFOCIL) - 3 g e 6 g -Antibiótico para infecções causadas por germes sensíveis.

FOSFOMICINA cálcio monohidratado (FOSFOCIL) Cápsula de - 500 mg - Antibiótico para infecções causadas por bactérias suscetíveis

FOSFOMICINA dissódica (FOSFOCIL INTRAVENOSA) (Injetável) - 1 g e 4 g - Antibiótico para infecções causadas por bactérias suscetíveis.

FULVESTRANT (FASLODEX) (Injetável) - 250 mg/5 mL - Tratamento do câncer de mama.

FUMARATO FERROSO (FERVAL) - 2,9 g/100 mL - Antianêmico.

FUMARATO FERROSO (FERVAL) - 200 mg - Deficiência de ferro, com ou sem anemia, prevenção da deficiência de ferro.

FUMARATO FERROSO/TIAMINA, mononitrato (FERROTEMP) Cápsula - 330 mg/5 mg - Antianêmico.

FUROSEMIDA (LASIX) - 20 mg e 40 mg - Diurético, anti-hipertensivo.

FUROSEMIDA (LASIX) (Injetável) - 20 mg / 2 mL - Diurético.

FUSIDATO DE SÓDIO (FUCIDINA) Pomada - 2 g / 100 g - Dermatoses diversas, antimicrobiano.

GABAPENTINA (NEURONTIN) - 600 mg e 800 mg - Anticonvulsivante.

GABAPENTINA (NEURONTIN) Cápsula - 300 mg e 400 mg - Anticonvulsivante.

GALANTAMINA, Bromidrato (REMINYL) - 400 mg/ 100 mL - Para o tratamento da demência de Alzheimer.

GATIFLOXACINA (sesquihidrato) (ZYMAR) - 3 mg/1 mL e 5 mg/1 mL - Antimicrobiano para uso oftálmico.

GEFITINIB (IRESSA) Pílula - 250 mg - Câncer de pulmão de células não pequenas localmente avançado ou metastático com mutações ativadoras de tirosina quinase EGFR.

GELATINA TANATO (TEGO) Pó - 250 mg - Adstringente, Andiarréico.

GEMFIBROZIL (LOPID) - 600 mg e 900 mg - Prevenção de doenças coronarianas e infarto do miocárdio. Redutor de colesterol e triglicerídeos.

GEMIFLOXACINA, Mesilato (FACTIVE-5) - 320 mg - Bronquite crônica, sinusite bacteriana aguda, pneumonia adquirida e infecção não complicada do trato urinário.

GENTAMICINA, Sulfato (GARACOLL) Implante de - 130 mg e 32,5 mg - Antibiótico para infecções causadas por bactérias suscetíveis.

GENTAMICINA, Sulfato (GARAMICINA) (Injetável) - 40 mg/mL - Antibiótico (aminoglicosídeo) para infecções causadas por germes sensíveis.

GLATIRAMER, acetato (COPAXONE) (injeção) - 20 mg/1 mL, 40 mg/1 mL - Imunomodulador.

GLICERIL TRINITRATO (CARDINIT) Patch de - 18,7 mg e 37,4 mg (liberando 5 mg e 10 mg/dia, respectivamente) - Vasodilatador coronário.

GLICERIL TRINITRATO (MINITRAN) Patch de - 18 mg (0,2 mg/h) e 36 mg (0,4 mg/h) - Vasodilatador coronário. Angina de peito secundária a doença arterial coronariana.

GLICEROL (SUPOSITÓRIOS DE SENOSIAÍNA) - 1380 mg, 1478 mg e 2632 mg - Evacuador intestinal.

GLICLAZIDA (DIAMICRON MR) (liberação prolongada) - 30 mg e 60 mg - Para o tratamento de Diabetes mellitus tipo 2.

GLIMEPIRIDA (AMARYL) - 1 mg, 2 mg, 3 mg, 4 mg e 6 mg - Para tratamento de diabetes mellitus tipo 2.

GLIMEPIRIDA / METFORMINA, (GLIMETAL) Cloridrato - 2 mg/1 g, 4 mg/1 g e 1 mg/500 mg - Para o tratamento de Diabetes Mellitus Tipo 2

GLIPIZIDA (MINODIAB) - 5 mg e 10 mg - Para tratamento de diabetes mellitus tipo 2.

GLUCOSAMINA, / Sulfato de CONDROTINA, / ÁCIDO ASCÓRBICO / Sulfato de MANGANÊS, (X RAY AVA) Sulfato -300 mg/200 mg/25 mg/1,87 mg - Auxiliar no tratamento da osteoartrite. Condroprotetor.

GLUCOSAMINA, Sulfato (VARTALON) Grânulos - 1500 mg - Auxiliar no tratamento da osteoartrite, condro protetor.

GLUCOSAMINA, Sulfato / CONDROITINA, Sulfato (VARTALON COMPOSITUM) Cápsula - 500 mg / 400 mg - Auxiliar no tratamento da osteoartrite, condroprotetor.

GLUCOSAMINA, Sulfato de MELOXICAM (NOVOVARTALON) Pó - 1500 mg/15 mg - Auxiliar no tratamento da osteoartrite, antiinflamatório não esteroidal com ação analgésica.

GOSERELIN, Implante de Acetato (ZOLADEX) (Liberação Estendida) - 3,6 mg e 10,8 mg - Para tratamento de câncer de mama. Para o tratamento do câncer de próstata, Endometriose, miomatose e leiomiomatose. A apresentação de 10,8 mg. Para o tratamento do câncer de mama com receptor de estrogênio positivo em mulheres na pré-menopausa.

GUAIFENESINA / SULFAMETOXAZOL / TRIMETOPRIME (BACTRIM COMPOSITUM) - 1 g/4 g/0,8 g/100 mL - Antimicrobiano para infecções causadas por germes suscetíveis.

GUAYACOL (EUCALIPTINA) (Injetável) - 100 mg/1 mL - Expectorante.

HALOPERIDOL (HALDOL) - 2 mg/1 mL - Neuroléptico.

HALOPERIDOL (HALDOL) - 5 mg e 10 mg - Antipsicótico.

HALOPERIDOL, Decanoato (HALDOL DECANOAS) (Injetável) - 50 mg/1 mL - Antipsicótico para tratamento de esquizofrenia crônica e outras psicoses, problemas mentais ou comportamentais, onde a inquietação psicomotora requer tratamento de manutenção.

HEMEZOL (HEMESTAL) - 500 mg - Amebicida, tricomonicida e para tratamento de segunda escolha em infecções causadas por germes anaeróbios.

HIDRALAZINA, (ANIZALAD) Cloridrato (Injetável) - 20 mg/1 mL - Anti-hipertensivo, Vasodilatador periférico.

Hidrobrometo de DARIFENACINA (EMSELEX) (liberação estendida) - 7,5 mg e 15,0 mg - Para o tratamento da bexiga hiperativa.

Hidrobrometo de DEXTROMETORFANO (ATHOS) (Liberação Prolongada) Cápsula de - 30 mg - Antitússico.

Hidrobrometo de GALANTAMINA (REMINYL ER) (Liberação Estendida) Cápsula de - 8 mg e 16 mg - Para o tratamento da demência de Alzheimer.

HIDROCLOROTIAZIDA (ROFUCAL) - 25 mg - Diurético.

HIDROCLOROTIAZIDA / RAMIPRIL (TRITAZIDA) - 12,5 mg / 2,5 mg;25 mg / 5 mg;12,5 mg / 10 mg e 25 mg / 10 mg - Anti-hipertensivo.

HIDROCLOROTIAZIDA/IRBESARTAN (CO-APROVEL) - 12,5 mg/150 mg; 12,5 mg/300 mg e 25 mg/300 mg - Anti-hipertensivo.

HIDROCLOROTIAZIDA/LISINOPRIL (ZESTORETIC) - 12,5 mg/20 mg - Tratamento da hipertensão essencial, em pacientes nos quais o tratamento combinado é apropriado.

HIDROCLOROTIAZIDA/LOSARTAN, potássio (HYZAAR) -12,5 mg/50 mg, 12,5 mg/100 mg e 25 mg/100 mg - Anti-hipertensivo.

HIDROCLOROTIAZIDA/OLMESARTANA MEDOXOMIL (ALMETEC-CO) - 12,5 mg/20 mg, 12,5 mg/40 mg e 25 mg/40 mg - Anti-hipertensivo.

HIDROCORTISONA, 17-Butirato (LOCOID) - 0,1 g/100 g - Antiinflamatório esteroide de uso tópico, indicado em dermatoses inflamatórias, pruriginosas e/ou alérgicas, não infecciosas, de diversos tipos e localizações, que respondem à corticoterapia local.

HIDROCORTISONA, Acetato / LIDOCAÍNA (XYLOPROCT PLUS) - 5 mg / 60 mg - Anti-hemorroidal.

HIDROCORTISONA, Hemisuccionato de / LIDOCAÍNA, Cloridrato de / OFLOXACINA (ORECIL NF) - (2,5 mg/10 mg/3 mg)/ 1 mL - Antimicrobiano ótico, antiinflamatório esteroidal.

HIDROQUINONA / PADIMATE O / OXIBENZONA / METOXICINAMATO ÓCTIL (SOLAQUIN) - 4 g/8 g/2 g/3 g/100 g - Lentigo senil e hipercromias. Agente desmelanizante tópico. Auxiliar no tratamento do melasma, efélides.

HIDROQUINONA/MAGNÉSIO, Silicato de (ELDOPAQUE) - (2 g/10 g)/100 ge (4 g/10 g)/100 g - Auxiliar na hipercromia, Desmelanizante tópico, Auxiliar no tratamento de melasma, efélides.

HIDROSMINA (SIES) Cápsula de - 200 mg - Trombose venosa profunda.

HIDROXICARBAMIDA (HYDREA) Cápsula de - 500 mg - Antineoplásico.

HIDROXICLOROQUINA, Sulfato (PLAQUENIL) - 200 mg - Antiparasitário, Antirreumático.

HIDROXICOBALAMINA, Acetato (VILAMIN-12) (Injetável) - 100 mcg /2 mL - Hematopoiético.

Hidróxido de ALUMÍNIO / CARBONATO DE CÁLCIO / Alginato de MAGNÉSIO / Carbonato de MAGNÉSIO (MELOX NOCHE) - 2,8 g/1,5 g/5 g/3,5 g/100 mL - Antiácido

Hidróxido de magnésio, hidróxido de alumínio, de simeticona (MELOX PLUS) - 200 mg/ 200 mg/25 mg - Antiflatulento, Antiácido.

HIDROXIZINA, Cloridrato (ATARAX) - 10 mg e 25 mg - Anti-histamínico, ansiolítico.

HIDROXOCOBALAMINA, Acetato de / CETOPROFEN / PIRIDOXINA, Cloridrato de / TIAMINA, Cloridrato de (DOLO-BEDOYECTA) (Injetável) - 5000 mcg/100 mg/25 mg/ 50 mg - Antiinflamatório com ação analgésica, Antineurítico.

HIOSCINA, Brometo de Butil (BUSCAPINA) - 10 mg - Antiespasmódico.

HIOSCINA, brometo de butil (BUSCAPINA) (injeção) - 20 mg / 1 mL - Espasmo agudo dos tratos gastrointestinal, biliar e geniturinário, incluindo cólica renal e biliar. Apoio em procedimentos terapêuticos e de diagnóstico onde o espasmo possa ser um problema.

HIOSCINA, Brometo de Butil / KETOROLACO Trometamina (ENCONTROPIN) - (500 mg / 250 mg) /100 mL - Tratamento de inflamação e dor visceral aguda gastrointestinal e geniturinária.

HIOSCINA, Brometo de Butil / METAMIZOL DE SÓDIO (BUSCAPINA COMPOSITUM) (Injetável) - (20 mg / 2,5 g) / 5 mL - Analgésico, antitérmico, antiespasmódico.

HIOSCINA, Brometo de Butil / PARACETAMOL (BUSCAPINA DUO) - (2 mg / 100 mg) / mL - Dor gastrointestinal espasmódica no bebê.

HIOSCINA, Butilbrometo / CETOROLACO (ENCONTROPINA) - 20 mg / 10 mg - Antiespasmódico, antiinflamatório não esteroidal com ação analgésica.

HIOSCINA, Butilbrometo / METAMIZOLE SODIUM (BUSCAPINA COMPOSITUM) - 10 mg / 250 mg - Analgésico, Antiespasmódico.

HIOSCINA, Butilbrometo / PARACETAMOL (BUSCAPINA DUO) - 10 mg / 500 mg - Analgésico, antipirético, antiespasmódico.

HIOSCINA, Butilbrometo, (Butilhioscina) / IBUPROFEN (BUSCAPINA FEM) - 20 mg/ 400 mg - Analgésico, antiespasmódico.

HIPROMELOSE (METICEL OFTHENE) - 20 mg/1 mL e 5 mg/1 mL - Lubrificante ocular.

HYDROTALCITE (ALKARELIEF) (mastigável) - 500 mg - Antiácido.

IBESARTAN / AMLODIPINA, Besilato (APROVASC) - 150 mg / 5 mg, 300 mg / 5 mg, 150 mg / 10 mg e 300 mg / 10 mg - Anti-hipertensivo.

IBUPROFEN (ACTRON) - 5 g / 100 g - Alívio sintomático local de dores musculares esqueléticas como: Contusões, entorses e dores lombares.

IBUPROFEN (MOTRIN RETARD) (liberação prolongada) - 800 mg - Antiinflamatório com ação analgésica.

IBUPROFEN (MOTRIN) - 400 mg, 600 mg e 800 mg - Antiinflamatório com ação analgésica.

IBUPROFENO (ACTRON) (Gelatina Mole) Cápsula de - 400 mg e 600 mg - Antiinflamatório não esteroidal com ação analgésica.

IBUPROFENO (ADVIL) - 2 g/100 mL - Ajuda a aliviar dores e febre.

IBUPROFENO (EUFENIL FORTE) (Gelatina Mole) Cápsula de - 400 mg - Antiinflamatório não esteroidal com ação analgésica.

IBUPROFENO (EUFENIL) (Gelatina Mole) Cápsula de - 200mg - Analgésico, antipirético.

IDEBENOONA (LUCEBANOL) - 30 mg - Auxiliar na insuficiência vascular cerebral.

ILOPROST (VENTAVIS) - 0,01 mg/mL - Tratamento da hipertensão pulmonar.

IMATINIB, beta (b) mesilato de forma cristalina (GLIVEC) - 100 mg e 400 mg - Pacientes adultos e pediátricos com Leucemia Mieloide Crônica recém-diagnosticada, em crise de fase acelerada ou crônica após falha do tratamento com interferon alfa, adultos e pediátricos. Leucemia, Síndromes Mielodisplásicas ou Mieloproliferativas, Mastocitose

Sistêmica, Síndrome Hipereosinofílica, Tumores Estromais Gastrointestinais e Dermatofibrossarcoma Protuberans.

IMIPENEM / CILASTATINA (TIENAM) (Injetável) - 500 mg / 500 mg - Antibiótico (beta-lactâmico) para infecções causadas por germes sensíveis.

IMIQUIMOD (ALDARA) - 9,375 mg/250 mg (3,75%) e 12,5 mg/250 mg (5%) - Carcinoma basocelular superficial. Tratamento de verrugas genitais e perianais. Tratamento da ceratose actínica.

INDACATEROL (ONBRIZE BREEZHALER) Pó (Para inalação) - 150 mcg e 300 mcg - Broncodilatador.

INDACATEROL, Maleato de GLICOPIRRÔNIO, Brometo (ULTIBRO - BREEZHALER) Cápsula - 110 mcg / 50 mcg - Tratamento de manutenção para alívio de sintomas e redução de crises em pacientes adultos com Doença Pulmonar Obstrutiva Crônica (DPOC).

INDAPAMIDA (NATRILIX SR) (liberação estendida) - 1,5 mg - Diurético.

INDOBUFENO (IBUSTRIN) - 200 mg - Agente antiplaquetário.

INDOMETACINA (ANTALGINA) (liberação prolongada) Cápsula de - 60 mg - analgésico, anti-reumático

INDOMETACINA (INDAFLEX) - 2,5 g / 100 g - Antiinflamatório não esteroidal com ação analgésica.

INDOMETACINA (INDOCID) - 100 mg - Antirreumático, antiinflamatório com ação analgésica.

INDOMETACINA (INDOCID) Cápsula - 25 mg - Analgésico, antiinflamatório com ação analgésica.

INDOMETACINA (MALIVAL AP) Cápsula (Liberação Prolongada) - 50 mg - Antiinflamatório com ação analgésica.

INDOMETACINA / BETAMETASONA / METOCARBAMOL (ARDOSONS) Cápsula - 25 mg / 0,75 mg / 215 mg - Relaxante muscular, Antiinflamatório esteroidal, Antiinflamatório não esteroidal.

INDOMETACINA/METOCARBAMOL (COMPOSTO MALIVAL) Cápsula - 25 mg / 215 mg - Analgésico, antiinflamatório não esteroidal.

INDOMETASONA / DEXAMETASONA (INDARZONA) Cápsula - 25 mg / 0,500 mg - Antiinflamatório esteroidal, antirreumático, antiinflamatório não esteroidal.

INOSINA PRANOBEX (ISOPRINOSINA) - 500 mg - Antiviral.

IODETO DE TIBEZÔNIO (MAXORAL) - 0,05g/100mL - Antisséptico orofaríngeo.

IRBESARTAN (APROVEL) - 75 mg, 150 mg e 300 mg - Redutor da progressão da nefropatia e proteção renal. Anti-hipertensivo.

IRINOTECAN, (CAMPTOSAR) Cloridrato (Injetável) - 40 mg/2 mL, 100 mg/5 mL e 300 mg/15 mL - Antineoplásico.

IRON CARBONIL (UNIFER) Cápsula - 18 mg - Para tratamento de anemia ferropriva.

ISOCONAZOL, Nitrato (ICADEN V) - 0,6 g - Antifúngico vaginal.

ISOCONAZOL, Nitrato (ICADEN) - 1 g/100 mg - Antifúngico.

ISONIAZIDA (VALIFOL) - 100 mg - Antifímico.

ISONIAZIDA / PIRAZINAMIDA / RIFAMPICINA (RIFATER) - 75 mg/400 mg/150 mg - Tratamento da tuberculose.

ISOPROPAMIDA, iodeto / TRIFLUOPERAZINA, cloridrato (STELABID) - 5 mg/1 mg - Anticolinérgico, tranquilizante, antiemético.

ISOSORBIDA, Cápsula de 5-Mononitrato (ELANTAN RETARD) (Liberação Estendida) - 50 mg - Tratamento de doença arterial coronariana, angina de peito, hipertensão pulmonar e insuficiência cardíaca congestiva crônica em combinação com outros medicamentos.

ISOSORBIDA, de 5-Mononitrato (ELANTAN) - 20 mg e 40 mg - Vasodilatador coronário.

ISOSORBIDA, de Dinitrato (ISORBID) - 2,5 mg, 5 mg e 10 mg - Vasodilatador coronário.

ISOSORBIDA, de Dinitrato (ISORBID) - 5 mg, 10 mg, 20 mg, 30 mg e 40 mg - Vasodilatador coronário.

ISOSORBIDA, de mononitrato (IMDUR) - 60 mg - Tratamento profilático da angina de peito (vasodilatador coronário, antianginal).

ISOSORBIDA, Dinitrato (ISOKET) (Injetável) - 10 mg/10 mL - Vasodilatador coronário.

ISOSORBIDA, Dinitrato (ISOKET) (Para nebulização) - 2.510 g/100 mL - Antianginal, vasodilatador periférico.

ISOSORBIDA, Dinitrato (ISORBID AP) (Liberação Estendida) Cápsula de - 20 mg, 40 mg, 60 mg e 80 mg - Vasodilatador coronário.

ISOSORBIDA, Mononitrato (MONOCORAT DEPOT) (liberação prolongada) - 50 mg e 100 mg - Vasodilatador coronário.

ITOPRIDE, (DAGLA) Cloridrato - 50 mg - Procinético.

ITRACONAZOL (SPORANOX) Cápsula de - 100 mg - Antifúngico

ITRACONAZOL / SECNIDAZOL (SPORASEC) Cápsula - 33.330 mg/ 166.660 mg - Vaginites e Vaginoses causadas por microrganismos suscetíveis.

IVABRADINA, Cloridrato (PROCORALAN) - 5 mg, 7,5 mg - Antianginal. Tratamento da Insuficiência Cardíaca Crônica. Como adjuvante do tratamento de base, não de primeira linha ou monoterapia.

IVERMECTIN (IVEXTERM) - 6 mg - Escabicida, Pediculicida, Oxiuríase, Ascaridíase, Ancilostomíase e Tricuríase.

KETANSERINA (SUFREXAL) - 2 g/100 g - Antisséptico e antimonial.

KETANSERINA / METRONIDAZOL / MICONAZOL, Nitrato (SUFREXAL COMBI) - 36 mg/500 mg/100 mg - Restaurador do epitélio vaginal, Tricomonicida vaginal, Antifúngico vaginal.

KETOROLACO TROMETAMINA (SUPRADOL) - 2 g/100 g - Antiinflamatório não esteroidal com ação analgésica.

L-ASPARAGINASE (LEUNASE) (injetável) de - 10.000 UI - Para o tratamento de leucemia linfocítica aguda, linfoma não Hodgkin de baixo grau.

LACIDIPINO (LACIPIL) - 2 mg e 4 mg - Anti-hipertensivo, Antagonista do cálcio, Antianginal.

LACOSAMIDA (VIMPAT) - 50 mg, 100 mg, 150 mg e 200 mg - Antiepiléptico.

LACOSAMIDA (VIMPAT) (Injetável) - 10 mg/mL - Antiepiléptico.

LACTULOSE (REGULACT) Pó - 5 g - Tratamento da encefalopatia hepática, laxante.

LAMIVUDINA (3 TC) - 1 g/100 mL - Antirretroviral.

LAMIVUDINA (3 TC) - 150 mg - Antirretroviral.

LAMIVUDINA/ZIDOVUDINA (COMBIVIR) - 150 mg/300 mg - Antirretroviral. Tratamento de pacientes infectados pelo vírus da imunodeficiência humana (HIV).

LAMOTRIGINA (LAMICTAL DISPERSÁVEL) (Dispersível/Mastigável) - 5 mg, 25 mg, 50 mg e 100 mg - Antiepiléptico.

LANREOTIDA (SOMATULINE AUTOGEL) (Injetável) - 60 mg, 90 mg e 120 mg - Para tratamento de acromegalia, tumores neuroendócrinos e tumores neuroendócrinos gastroenteropancreáticos.

LANSOPRAZOL (ULPAX) Cápsula - 15 mg e 30 mg - Para tratamento de úlcera péptica gástrica e duodenal.

LAPATINIB (TYKERB) - 250 mg - Para tratamento de câncer de mama avançado ou metastático com expressão da proteína ErbB2 (HER2/neu) e que receberam tratamento prévio em combinação com capecitabina ou inibidor de aromatase.

LATANOPROST (XALATAN) - 50 mcg/ mL - Antiglaucomatoso.

LATANOPROST / TIMOLOL (XALACOM) - 50 mcg/5 mg/1 mL - Redução adicional da PIO Para tratamento de glaucoma.

LEFLUNOMIDA (ARAVA) - 10 mg, 20 mg e 100 mg - Antirreumático.

LENALIDOMIDA (REVLIMID) Cápsula - 5 mg, 10 mg, 15 mg, 20 mg e 25 mg - Para tratamento de Mieloma Múltiplo e Síndrome Mielodisplásica.

LENVATINIB (LENVIXI) Cápsula de - 4 mg e 10 mg - Indicado em combinação com Everolimus para o tratamento de pacientes com câncer de células renais avançado após terapia prévia visando fator de crescimento endotelial vascular. Indicado para tratamento de pacientes com câncer diferenciado de tireoide, refratário ao iodo radioativo, progressivo. Indicado como monoterpai para o tratamento de pacientes adultos com carcinoma hepatocelular (CHC) avançado ou irressecável que não receberam tratamento sistêmico prévio.

LERCANIDIPINA, Cloridrato (ZANIDIP) - 10 mg e 20 mg - Anti-hipertensivo.

LETROZOLE (FEMARA) - 2,5 mg - Para o tratamento do câncer de mama avançado em mulheres na pós-menopausa. Para o tratamento do câncer de mama de primeira linha e pré-operatório, tratamento adjuvante estendido (continuação) no câncer de mama inicial. Em mulheres na pós-menopausa que receberam anteriormente terapia adjuvante padrão à base de tamoxifeno.

LEUPRORELIN (LUCRIN DEPOT) (Injetável) - 3,75 mg, 7,5 mg e 11,25 mg - Para tratamento de câncer de próstata. Tratamento androgênico.

LEUPRORELIN (LUCRIN) (Injetável) - 5 mg/1mL - Para o tratamento do câncer de próstata avançado.

LEUPRORELIN, Acetato (ELIGARD) (Injetável) - 7,5 mg, 22,5 mg e 45 mg - Tratamento do câncer de próstata avançado.

LEVETIRACETAM (KEPPRA XR) (liberação estendida) - 500 mg - Antiepiléptico.

LEVETIRACETAM (KEPPRA) - 100 mg/mL - Antiepiléptico.

LEVETIRACETAM (KEPPRA) - 500 mg e 1 g - Anticonvulsivante.

LEVETIRACETAM (KEPPRA) (Injetável) - 500 mg / 5 mL — Antiepiléptico.

LEVOCARNITINA (CARDISPAN) - 10 g/100 mL e 30 g/100 mL - Para tratamento da deficiência de L-carnitina.

LEVOCARNITINA (CARDISPAN) (Injetável) - 1 g / 5 mL - Tratamento para deficiência de L-carnitina.

LEVOCARNITINA (CARDISPAN) (mastigável) - 1 g - Para o tratamento de deficiências primárias e secundárias de L-carnitina.

LEVOCETIRIZINA, Dicloridrato (XUZAL) - 5 mg - Anti-histamínico para o tratamento de sintomas de rinite alérgica (incluindo rinite alérgica perene) e urticária.

LEVOCETIRIZINA, Dicloridrato (XUZAL) - 5 mg/1 mL; 50 mg/100 mL e 500 mg/100 mL – Anti-histamínico.

LEVODROPROPIZINA (ZYPLO) - 60 mg/1mL - Antitússico.

LEVOFLOXACINA (Hemihidratada) (ELEQUINE) - 500 mg e 750 mg - Antimicrobiano (quinolona) para infecções causadas por germes sensíveis.

LEVOFLOXACINA (Hemihidratada) (TAVANIC) - 250 mg - Antimicrobiano (quinolona) para infecções causadas por germes sensíveis.

LEVOFLOXACINA (Hemihidrato) (TAVANIC) (Injeção) - 250 mg/50 mL, 500 mg/20 mL, 500 mg/100 mL e 750 mg/150 mL - Antimicrobiano (quinolona) para infecções causadas por germes sensíveis.

LEVOMEPROMAZINA, (SINOGAN) Cloridrato (Injetável) - 25 mg/1 mL - Neuroléptico.

LEVOMEPROMAZINA, Maleato (SINOGAN) - 25 mg - Antipsicótico, analgésico.

LEVONORGESTREL (JADELLE) Implante - 75 mg - Contraceptivo.

LEVONORGESTREL (MIRENA) Pó - 13,5 mg, 19,5 mg e 52 mg - Contraceptivo e preventivo da hiperplasia endometrial durante Terapia de Reposição Hormonal.

LEVONORGESTREL (PÓS-DIA) - 0,75 mg e 1,50 mg - Anticoncepcional de emergência.

LEVONORGESTREL (POSTINOR) Pílula - 1,5 mg - Anticoncepcional de emergência (somente pós-coito).

LEVONORGESTREL/ ETINILESTRÁDIOL (NORDET) - 0,150 mg/0,030 mg - Anovulatório.

LEVOPANTOPRAZOL (GAMO) - 20 mg - Cura e prevenção de lesões pépticas ácidas esofágicas gastroduodenais e para alívio dos sintomas gastrointestinais associados à doença péptica ácida nos casos em que é necessário controle sustentado e redução da secreção gástrica de ácido clorídrico.

LEVOSIMENDAN (SIMDAX) (Injetável) - 12,5 mg / 5 mL e 25 mg /10 mL - Cardiotônico.

LEVOSULPIRIDA (DISLEP) - 25 mg - Procinético, Antiemético.

LEVOTIROXINA DE SÓDIO (EUTIROX) - 12,5 mcg; 25 mcg;50 mcg; 75 mcg;88 mcg; 100 mcg;112 mcg; 125 mcg;137 mcg; 150 mcg;175 mcg; 200 mcg e 300 mcg – Para tratamento de hipotireoidismo.

LEVOTIROXINA DE SÓDIO (SYNTHROID) - 25 mcg, 50 mcg, 75 mcg, 88 mcg, 100 mcg, 112 mcg, 125 mcg, 137 mcg, 150 mcg, 175 mcg e 200 mcg - Para o tratamento de hipotireoidismo e supressão de TSH da hipófise .

LEVOTIROXINA DE SÓDIO / LIOTIRONINA DE SÓDIO (CYNOPLUS) - 30 mcg / 120 mcg - Para o tratamento do hipotireoidismo

LEVOTIROXINA SÓDIO / LIOTIRONINA SÓDIO (NOVOTIRAL) - 100 mcg / 20 mcg - Para o tratamento do hipotireoidismo

LIDAMIDINA Cloridrato de (SUPRA) - 4 mg - Para o tratamento da síndrome do intestino irritável.

LIDOCAÍNA (VERSATIS) Patch de - 700 mg - Tratamento da dor neuropática localizada (DNL).

LIDOCAÍNA / PRILOCAÍNA (EMLA) - 2,5 g/2,5 g/100 g - Anestésico tópico.

LIDOCAÍNA / PRILOCAÍNA (EMLA) Adesivo - 25 mg/ 25 mg - Anestésico Tópico.

LIDOCAÍNA, Cloridrato (UVEGA) - 1 g/100 mL - Anestésico para aplicação óptica.

LIDOCAÍNA, Cloridrato de / NEOMICINA, Sulfato de / POLIMIXINA B, Sulfato de (ALOSOL) - 250 mg/860 mg/ 306.808 UI/100 mL - Analgésico orofaríngeo.

LIMECICLINA (TETRALISAL) Cápsula - 150 mg e 300 mg - Tetraciclina (antimicrobiano) para infecções causadas por germes sensíveis.

LINAGLIPTINA (TRAYENTA) - 5 mg - Diabetes Mellitus tipo II

LINCOMICINA (LINCOCIN) Cápsula de - 500 mg - Antibiótico para infecções causadas por bactérias suscetíveis.

LINCOMICINA monohidratada, cloridrato (LINCOCIN) (injetável) - 300 mg/mL e 600 mg/ 2 mL - Antibiótico (macrólido) para infecções causadas por germes sensíveis.

LINEZOLID (ZYVOXAM) - 600 mg - Antibiótico (oxazolidinona) para infecções causadas por germes suscetíveis.

LINEZOLID (ZYVOXAM) (Injeção) - 2 mg/mL - Antibiótico para infecções causadas por bactérias suscetíveis.

LIOTIRONINA sódica (CYNOMEL) - 25 mcg - Para tratamento de hipotireoidismo.

LIOTIRONINA sódica (QG) - 5 mcg e 10 mcg - Para tratamento de hipotireoidismo.

LIOTIRONINA sódica (TRIYOTEX) Cápsula de - 75 mcg - Tratamento do hipotireoidismo.

LISINA, Clonixinato (DORIXINA) (Injetável) - 100 mg / 2 mL - Analgésico.

LISINA, Clonixinato / CAFEÍNA Anidra / ERGOTAMINA, Tartarato (ALTIOREM) - 125 mg / 50 mg /1 mg - Para o tratamento de cefaleias de origem vascular.

LISINA, Clonixinato / CICLOBENZAPRINA, Cloridrato (YUREDOL) Cápsula - 250 mg / 10 mg - Analgésico, Relaxante muscular.

LISINA, Clonixinato / DICLOFENAC sódico (PRESTOFLAM LD) - 250 mg / 50 mg - Antiinflamatório não esteroidal com ação analgésica.

LISINA, Clonixinato / HIOSCINA, Butilbrometo (COMPOSTO DONODOL) - 125 mg / 10 mg e 250 mg / 10 mg - Analgésico, Antiespasmódico.

LISINA, Clonixinato / HIOSCINA, Butilbrometo (COMPOSTO SPACIL) (Injetável) - 100 mg / 20 mg - Analgésico, Antiespasmódico.

LISINA, Clonixinato / HIOSCINA, Butilbrometo (SPACIL COMPOUND) Cápsula - 125 mg / 10 mg - Analgésico, Antiespasmódico.

LISINA, Clonixinato / PARGEVERINA, Cloridrato (FIRAC-PLUS) - 125 mg / 10 mg - Analgésico e antiespasmódico não narcótico.

LISINA, Clonixinato / TRAMADOL (VALGION CLT) - 125 mg / 25 mg; 250 mg/25mg – Para o tratamento de dores agudas moderadas a graves.

LISINA, de Clonixinato (DORIXINA) - 125 mg e 250 mg - Analgésico.

LISINOPRIL (ZESTRIL) - 5 mg, 10 mg e 300 mg - Anti-hipertensivo (inibidor da ECA)

LÍTIO, Carbonato (CARBOLIT) (liberação prolongada) - 300 mg - Antipsicótico.

LÍTIO, Carbonato (LITHEUM 300) Pílula de - 300 mg - Antipsicótico.

LOPERAMIDA, (IMODIUM) Cloridrato - 2 mg - Diarréia aguda.

LOPERAMIDA, (LOMOTIL) Cloridrato - 2 mg - Auxiliar no tratamento de diarreias.

LOPINAVIR / RITONAVIR (KALETRA) - 100 mg / 25 mg e 200 mg / 50 mg - Antirretroviral contra HIV (AIDS).

LOPINAVIR/RITONAVIR (KALETRA) - 8 g / 2 g /100 mL - Antirretroviral.

LORATADINA (CLARITYNE) - 1 mg/1 mL e 0,1 g/100 mL - Antialérgico.

LORATADINA (micronizada) (CLARITYNE) - 10 mg - Anti-histamínico.

LORAZEPAM (ATIVAN) - 1 mg e 2 mg — Ansiolítico.

LOSARTAN Potássio (COZAAR) - 12,5 mg, 50 mg e 100 mg - Tratamento de insuficiência cardíaca, Anti-hipertensivo.

LOTEPREDNOL / TOBRAMICINA (ZYLETH) - 0,5% / 0,3% - Corticosteroide oftálmico, antibiótico de uso oftálmico.

LOXOPROFEN (LOXONIN) - 60 mg - Analgésico, Antiinflamatório com ação analgésica.

MACITENTAN (ZEPENDO) - 10 mg - É indicado para o tratamento prolongado da hipertensão arterial pulmonar (HAP) em adultos da classe funcional II a IV da OMS em monoterapia ou em combinação com inibidores da fosfodiesterase-5 ou prostanóides inalatórios. A eficácia foi demonstrada numa população com HAP que inclui HAP idiopática, HAP hereditária, HAP associada a doenças do tecido conjuntivo e HAP associada a doenças cardíacas congénitas.

MACROGOL 3350 (CONTUMAX) Pó - 17 g e 255 g - Laxante.

MACROGOL 3350/Bicarbonato de sódio/ Cloreto de sódio/ Cloreto de potássio (NULYTELY) Pó (para solução) - 105 g/1,43 g/2,8 g/0,37 g - Laxante

MAGALDRATO/DOMPERIDONA (MEDIBUTIN) - (8,0 g / 0,1 g) /100 mL - Indicado no tratamento sintomático de distúrbios gastrointestinais associados à hiperacidez e alterações da motilidade gástrica como refluxo gastroesofágico, esofagite, gastrite e dispepsia.

MAGALDRATO/DOMPERIDONA (MEDIBUTIN) (Mastigável) – 800 mg/10 mg – Indicado no tratamento sintomático de distúrbios gastrointestinais associados à hiperacidez e alterações da motilidade gástrica como refluxo gastroesofágico, esofagite, gastrite e dispepsia.

MAGNÉSIO, Sulfato Heptahidratado (MAGNEFUSINA) (Injetável) - 0,1 g/ 1 mL e g/1 mL - Hipomagnesemia.

MANITOL (OSMITROL, (MANITOL) A 20% EM ÁGUA INJETÁVEL) (Injetável) - 20 g/ 100 mL - Diurético.

MARAVIROC (SELZENTRY) - 150 mg e 300 mg - Antirretroviral para tratamento do HIV-1

MAZINDOL (SOLUCAPS) (liberação estendida) Cápsula - 2 mg - anorexígeno

MEBENDAZOL (VERMOX) - 100 mg e 500 mg - Tratamento para eliminação de parasitas intestinais.

MEBENDAZOL (VERMOX) - 20 mg/mL e 60 mg/mL - Tratamento para eliminação de parasitas intestinais.

MEBENDAZOL / QUINFAMIDA (VERMOX PLUS) - 300 mg / 150 mg - Antiparasitário.

MEBENDAZOL / TINIDAZOL (MEBECYCLOL) - 60 mg/300 mg - Antiamebínico, anti-helmíntico.

MEBENDAZOL/QUINFAMIDA (VERMOX PLUS) - 60 mg/10 mg/mL e 60 mg/20 mg/mL - Antiamebial. Anti-helmíntico.

MEBEVERINA, Pediátrica de Cloridrato de DUSPATALIN -1 g/100 mL - Para alívio de cólicas ou dores abdominais secundárias à síndrome do intestino irritável.

MEBEVERINE, (DUSPATALIN) Cápsula Cloridrato (Liberação Prolongada) - 200 mg - Antiespasmódico.

MECLOZINA, (CHICLIDA) Cloridrato de Goma (Mastigável) - 25 mg - Antiemético.

MECLOZINA, Cloridrato / PIRIDOXINA, Cloridrato (BONADOXINA) - 0,833 g/1,666 g/100 mL - Antiemético.

MECLOZINA, Cloridrato / PIRIDOXINA, Cloridrato (BONADOXINA) - 25 mg / 50 mg - Antiemético.

MECLOZINA, Cloridrato de / PIRIDOXINA, Cloridrato de (BONADOXINA) Xarope - 0,297 g/0,608 g/100 mL - Antiemético.

MECLOZINA, Cloridrato de / PIRIDOXINA, Cloridrato de / LIDOCAÍNA

(BONADOXINA) (Injetável) - 25 mg/ 50 mg /20 mL - Antiemético.

MEDROXIPROGESTERONA (SAYANA) (Injeção) - 104 mg / 0,65 mL - Contraceptivo, Endometriose.

MEDROXIPROGESTERONA, Acetato (DEPO-PROVERA) (injetável) - 150 mg/mL - Anovulatório.

MEDROXIPROGESTERONA, de acetato (PROVERA) - 5 mg e 10 mg - Progestina.

MELATONINA (BENEDORM) Pílula - 3 mg e 5 mg - Ajuda na insônia.

MELATONINA (CRONOCAPS) (Liberação Estendida) Cápsula de - 3 mg e 5 mg - Indutor do sono (para o alívio de insônias ocasionais).

MELOXICAM (EXEL) Cápsula - 7,5 mg e 15,0 mg - Antiinflamatório não esteroidal.

MELOXICAM (MOBICOX) - 7.500 mg e 15 mg - Antiinflamatório não esteroidal com ação analgésica e antirreumática.

MELOXICAM (MOBICOX) (Injetável) - 15 mg / 1,5 mL - Antiinflamatório não esteroidal.

MELPHALAN (ALKERAN) Pílula - 2 mg - Tratamento do câncer de mama, tratamento de CA ovariana metastática.

MEMANTINA, Cloridrato (AKATINOL) - 5 mg, 10 mg, 15 mg e 20 mg - Neuroprotetor, antagonista do receptor NMDA.

MENADIONA, bissulfito de sódio (K-50) (injetável) - 50 mg/5 mL - Hipoprotrombinemia.

MERCAPTOPURINA (PURINETOL) - 50 mg - Tratamento da leucemia aguda. Indicado para o tratamento de leucemias linfoblásticas e mielóides agudas.

MEROPENEM (MERREM IV) (Injeção) - 500 mg e 1 g - Antibiótico para infecções causadas por bactérias suscetíveis.

MESALAZINA (ATEKA) - 1200 mg - Doença inflamatória intestinal crônica. Para remissão de colite ulcerativa crônica inespecífica leve a moderada. Manutenção da remissão da doença de Crohn e da doença diverticular colônica.

MESALAZINA (PENTASA) (liberação estendida) - 500 mg e 1 g - Colite ulcerativa leve ou moderada.

MESALAZINA (PENTASA) (Liberação Prolongada) - 1 g - Proctite Ulcerativa.

MESALAZINA (PENTASA) Grânulos (Liberação Estendida) - 1 ge 2 g - Colite ulcerativa leve ou moderada.

MESALAZINA (SALOFALK) - 250 mg, 500 mg e 1 g - Colite ulcerativa aguda, localizada apenas no reto e sigmóide. No tratamento da inflamação das hemorróidas internas.

MESALAZINA (SALOFALK) (liberação retardada) - 250 mg e 500 mg - Doença inflamatória intestinal, sintomas associados à doença diverticular não complicada do cólon. Para o tratamento de episódios agudos e manutenção da remissão da colite ulcerosa. Para o tratamento de episódios agudos da doença de Crohn.

MESALAZINA (SALOFALK) (Para enema) - 4 g / 60 mL - Tratamento de episódios agudos e prevenção de recorrências de colite ulcerativa localizada no reto e sigmóide.

MESNA (URIMOTEXAN) (Injetável) de - 400 mg/4 mL - Prevenção de toxicidade do trato urinário em pacientes tratados com oxazafosforinas.

MESTEROLONA (PROVIRON) - 25 mg - Andrógeno.

METADONA, (AMIDONA) Cloridrato (Dispersível) - 40 mg - Analgésico narcótico.

METADONA, Cloridrato (AMIDONA LÍQUIDA) - 1 g/100 mL - Analgésico narcótico.

METADOXINA (ABRIXONA) - 500 mg - Para tratamento de alguns sintomas causados pela ingestão de bebidas alcoólicas.

METAMIZOL sódico (NEO-MELUBRINA) - 1 g e 300 mg - Analgésico, antipirético.

METAMIZOL sódico (NEO-MELUBRINA) - 500 mg - Analgésico, antipirético.

METAMIZOL sódico (NEO-MELUBRINA) (Injetável) - 1 g/2 mL e 2,5 g/5 mL - Analgésico, antipirético.

METFORMINA, Cloridrato (DABEX

METFORMINA, Cloridrato (DABEX) - 500 mg, 850 mg e 1000 mg - Prevenção e tratamento do diabetes mellitus tipo 2.

METFORMINA, Cloridrato (DEBEONE DT NF) (liberação prolongada) - 850 mg - Para o tratamento de diabetes mellitus tipo 2.

METFORMINA, Cloridrato / GLIBENCLAMIDA (GLUCOVANCE) - 250 mg / 1,25 mg, 500 mg / 2,5 mg, 500 mg / 5 mg e 1.000 mg / 5 mg - Para o tratamento do diabetes mellitus tipo 2.

METFORMINA, Cloridrato de CLORPROPAMIDA (INSOGEN PLUS) - 513 mg / 125 mg - Para tratamento de diabetes mellitus tipo 2.

METHENAMINA, de Hipurato (HIPREX) - 1 g - Antibacteriano do trato urinário.

METILDOPA (ALDOMET) - 250 mg e 500 mg - Tratamento da hipertensão arterial sistêmica.

METILFENIDATO, (RITALIN) Cloridrato - 10 mg - Neuroestimulante.

METILFENIDATO, Cápsula de Cloridrato (RITALIN LA) (Liberação Estendida) - 10 mg, 20 mg, 30 mg e 40 mg - Transtorno de déficit de atenção e hiperatividade.

METILFENIDATO, Cloridrato (CONCERTA) (liberação prolongada) - 18 mg, 27 mg, 36 mg e 54 mg - Estimulante do sistema nervoso central.

METILPREDNISOLONA, Aceponato (ADVANTAN) - 1 mg/ 1g - Dermatite atópica, eczema de contato, eczema degenerativo, eczema disidrítico, eczema vulgar e eczema infantil.

METILPREDNISOLONA, Acetato (DEPO-MEDROL) (injetável) - 40 mg/mL - Corticosteroide.

METILPREDNISOLONA, Succinato de Sódio (SOLU-MEDROL) (Injeção) - 125 mg/2 mL, 500 mg/4 mL e 500 mg/8 mL - Corticosteroide sistêmico.

METISOPRINOL (PRANOSINA) - 500 mg - Antiviral indicado no tratamento de varicela, sarampo, rubéola, herpes simples (labial e facial), herpes genital, herpes zoster, rinofaringite de etiologia viral, hepatite A e caxumba

METOCARBAMOL / PARACETAMOL (CARBAFEN) - 400 mg / 350 mg - Analgésico antipirético, relaxante muscular.

METOCARBAMOL/IBUPROFENO (ROBAX GOLD) - 500 mg e 200 mg - Relaxante muscular. Antiinflamatório com ação analgésica.

METOCLOPRAMIDA, Cloridrato (CARNOTPRIM LP) (liberação prolongada) - 15 mg e 30 mg - Estimulante da motilidade gastrointestinal, antiemético

METOCLOPRAMIDA, Cloridrato (PLASIL) - 10 mg - Estimulante da motilidade gastrointestinal, antiemético.

METOCLOPRAMIDA, Cloridrato (PLASIL) - 4 mg/mL - Estimulante da motilidade gastrointestinal, antiemético

METOCLOPRAMIDA, Cloridrato (PRIMPERAN) (Injetável) - 10 mg / 2 mL - Procinético, antiemético.

METOPROLOL, de succinato (SELOKEN ZOK) (liberação prolongada) - 23,75 mg, 47,5 mg, 95 mg e 190 mg - Adjuvante na terapia de insuficiência cardíaca sintomática crônica, hipertensão arterial, angina de peito, distúrbios do ritmo cardíaco, manutenção da terapia após miocárdio infarto, alterações funcionais do coração com palpitações, profilaxia de enxaqueca. (Bloqueador beta-cardiosseletivo).

METOPROLOL, Succinato / HIDROCLOROTIAZIDA (SELOPRES ZOK) (liberação prolongada) - 95 mg / 12,5 mg - Pressão alta.

Metoprolol, Tartarato (LOPRESOR 100) - 100 mg - Bloqueador dos receptores beta-adrenérgicos.

METOTREXATO DE SÓDIO (LEDERTREXATO) - 2,5 mg - Antineoplásico.

METOXALENO (MELADININA) Pílula - 10 mg - Tratamento fotoquimioterapia sistêmica.

METOXALENO (MELADININA) Pomada de - 0,40 g / 100 g - Repigmentante.

METRONIDAZOL (FLAGYL V) - 0,5 g - Antiamebínico, tricomonicida vaginal.

METRONIDAZOL (FLAGYL) - 250 mg e 500 mg - Antigiardíase, Tricomoníase, Antiamébico.

METRONIDAZOL (FLAGYL) (injetável) - 500 mg/100 mL - Antiamébico.

METRONIDAZOL / DIYODOHIDROXIQUINOLEINA (FLAGENASE 400) Cápsula - 400mg / 200mg - Antiamebínico intra e extra-intestinal.

METRONIDAZOL / nitrato de MICONAZOL (GYNOTRAN) - 750 mg/200 mg - Tricomonicida e antifúngico vaginal.

METRONIDAZOL Benzoíla / DIYODOHIDROXIQUINOLEÍNA (FLAGENASE 400 PEDIÁTRICO) - 2,5 g/2 g/100 mL - Amebicida.

METRONIDAZOL, de Benzoíla (FLAGYL) - 125 mg / 5 mL e 250 mg / 5 mL - Antigiardíase, Tricomoníase e Antiamébico.

METRONIDAZOL/NISTATINA (FLAGISTATINA-V) – 0,5 g/100 000 UI – Antifúngico vaginal e tricomonicida.

MIANSERINA (TOLVON) - 30 mg e 60 mg — Antidepressivo.

MICONAZOL (DAKTARIN) - 2 g/100 g - Antifúngico.

MICONAZOL, Nitrato (DAKTARIN) - 2 g/100 g - Antifúngico para aplicação cutânea.

MICONAZOL, Nitrato (GYNODAKTARIN) - 2g/100g e 4g/100g - Para o tratamento de infecções vulvovaginais por Candida.

MICONAZOL, Nitrato (NEOMICOL) - 0,020 g/1 mL - Antifúngico tópico.

MICONAZOL, Nitrato / ÓXIDO DE ZINCO (BEBEKTIN) Pomada - 0,250 g/15 g/100 g - Adstringente cutâneo, Antifúngico para aplicação cutânea.

MIDAZOLAM (DORMICUM) - 7,5 mg e 15 mg - Hipnótico.

MIDAZOLAM (DORMICUM) (Injeção) - 15 mg/3 mL, 5 mg/5 mL e 50 mg/10 mL - Hipnótico.

MIFEPRISTONE (ZACAFEMYL) - 200 mg - Antiprogestágeno. Para o manejo de miomas uterinos, incluindo redução de sangramento, dor e outros sintomas, bem como do tamanho do mioma, melhora do quadro hematológico da paciente.

MILRINONE, Lactato (PRIMACOR) (Injetável) - 1 mg/mL - É indicada para o tratamento intravenoso de curta duração da insuficiência cardíaca congestiva descompensada, incluindo casos de baixo débito cardíaco após cirurgia cardíaca.

MINOCICLINA, Cloridrato (MINOCIN) - 50 mg e 100 mg - Tetraciclina (antimicrobiano) para infecções causadas por germes sensíveis.

MIRTAZAPINA (REMERON SOLTAB) (Dispersível) - 15 mg e 30 mg - Antidepressivo.

MISOPROSTOL (CYTOTEC) - 200 mcg - Tratamento de úlcera péptica gástrica e duodenal.

MOCLOBEMIDA (AUROREX) - 100 mg e 150 mg - Antidepressivo.

MODAFINYL (MODIODAL) - 200 mg - Para o tratamento da sonolência diurna excessiva associada à narcolepsia, hipersonia idiopática, síndrome do transtorno de déficit de atenção e hiperatividade (DATH), síndrome da apneia obstrutiva do sono, outros distúrbios relacionados à sonolência diurna

MOEXIPRIL, Cloridrato (RENOPROTEC) - 7,5 mg e 15 mg - Anti-hipertensivo (Inibidor da ECA).

MOMETASONA Furoato (ELOMET) Pomada - 0,1 g/100 g - Corticosteróide para alívio das manifestações inflamatórias e pruriginosas de dermatoses sensíveis a corticosteróides, como psoríase, dermatite atópica e dermatite de contato.

MOMETASONA Furoato (micronizado) (ELOMET) - 0,1 g/100 g - Corticosteroide cutâneo.

MOMETASONA, Furoato (RINELON) - 500 mg/1 g - Tratamento e profilaxia de rinite alérgica sazonal, corticosteróide, tratamento de sintomas de hipertrofia de adenoide.

MOMETASONA/AZELASTINA (DIRNELID-AZ) (Para inalação) - 0,07143 g / 0,2000 g /100 g - Para tratamento de sintomas de rinite alérgica em pacientes maiores de 12 anos.

MONTELUKAST Sódico (SINGULAIR) (mastigável) - 4 mg e 5 mg - Para profilaxia e tratamento crônico da asma brônquica, prevenção de broncoconstrição por esforço físico, rinite alérgica sazonal.

MONTELUKAST Sódio (SINGULAIR) - 10 mg - Profilático para asma brônquica.

MONTELUKAST Sódio (SINGULAIR) Grânulos - 4 mg - Profilático para asma brônquica.

MONTELUKAST Sódio/Dicloridrato de LEVOCETIRIZINA (MISDAPRE RAC) - 10 mg / 5 mg - Tratamento dos sintomas associados à rinite alérgica em pacientes com mais de 15 anos de idade.

MONTELUKAST/LORATADINA (MONTACLAR) – 10 mg/10 mg – Tratamento de segunda linha para alívio dos sintomas da rinite alérgica em maiores de 15 anos.

MORFINA, sulfato (ANALFIN) Pílula de - 10 mg, 15 mg e 30 mg - Analgésico, narcótico.

MOSAPRIDE, de Citrato (DOSIER) - 2,5 mg e 5 mg - Procinético.

MOXIFLOXACINA, Cloridrato / DEXAMETASONA, Fosfato Dissódico (VIGADEXA) - (5 mg / 1 mg) / mL - Para inflamação e infecções por organismos oftálmicos suscetíveis. Indicado no pós-operatório de cirurgia oftalmológica.

MOXIFLOXACINO, Cloridrato (AVELOX) - 400 mg - Antimicrobiano (quinolona) para infecções causadas por germes sensíveis.

MOXIFLOXACINO, Cloridrato (AVELOX) (Injetável) - 400 mg / 250 mL - Antimicrobiano (quinolona) para infecções causadas por germes sensíveis.

MOXIFLOXACINO, Cloridrato (VIGAMOXI) - 5 mg/mL - Infecções bacterianas oftálmicas.

MUPIROCINA (BACTROBAN) Pomada - 2 g/100 g - Antimicrobiano.

NADIFLOXACINA (NADIXA) - 1 g / 100 g - Auxiliar no tratamento da acne vulgar.

NADROPARINA DE CÁLCIO (FRAXIPARINA) (Injetável) - 2850 UI Axa / 0,3 mL; 3800 UI Axa / 0,4 mL e 5700 UI Axa / 0,6 mL - Antitrombótico.

NALTREXONA, Cloridrato (ARROP) - 50 mg - Antagonista opioide, para reverter seus efeitos totais ou parciais.

NANDROLONA, Decanonato (DECA-DURABOLIN) (Injetável) - 50 mg/1mL - Estimulante do anabolismo proteico, osteoporose, para tratamento paliativo de casos selecionados de carcinoma de mama disseminado em mulheres. Como coadjuvante em terapias específicas e medidas dietéticas, em estados patológicos caracterizados por balanço de nitrogênio negativo.

NAPROXEN / PARACETAMOL (FEBRAX) - 125 mg / 100 mg / 5 mL - Analgésico, antitérmico, antiinflamatório com ação analgésica.

NAPROXENESÓDIO / PARACETAMOL (ANALGEN FORTE) - 220 mg / 300 mg - Analgésico, antipirético, antiinflamatório.

NAPROXENO (DAFLOXEN) - 2,5 g/100 mL — Antiinflamatório não esteroidal.

NAPROXENO (NAXEN) - 500 mg - Analgésico, Antiinflamatório com ação analgésica.

NAPROXENO / DIFENIDRAMINA (FLANAX NOCTO) - 220 mg / 25 mg - Para aliviar a insônia ocasional associada a estados de dor leve a moderada.

NAPROXENO sódico (ANALGEN) - 220 mg - Analgésico, anti-reumático e antiinflamatório com ação analgésica.

NAPROXENO sódico (FLANAX) - 275 mg, 550 mg - Antirreumático. Antiinflamatório com ação analgésica.

NAPROXENO sódico (FLANAX) - 5,5 g/100 g - Antiinflamatório não esteroidal com ação analgésica.

NAPROXENO sódico / PARACETAMOL (FEBRAX) - 100mg / 200mg - Analgésico, antipirético.

NAPROXENO sódico / PARACETAMOL (FEBRAX) - 275mg/300mg - Analgésico, antitérmico, antiinflamatório com ação analgésica.

NAPROXENO SÓDIO / FENILEFRINA, Cloridrato (GRIVER) Cápsula - 275 mg / 10 mg - Auxiliar no tratamento sintomático do resfriado comum.

NEBIVOLOL, Cloridrato (TEMERIT) - 5 mg - Anti-hipertensivo (bloqueador beta adrenérgico).

NEBIVOLOL, Cloridrato / HIDROCLOROTIAZIDA (LOBI HZ) - 5 mg / 12,5 mg e 5 mg / 25 mg - Tratamento da hipertensão (HAS). Especialmente indicado em pacientes previamente tratados em monoterapia e que não obtiveram controle adequado da pressão arterial (PA) e como tratamento inicial em pacientes com hipertensão grau 1 e 2 com risco cardiovascular (CV) moderado ou alto.

NEOMICINA, de sulfato (NEOMIXEN) - 250 mg - antibiótico aminoglicosídeo).

NEOMICINA, Sulfato / NISTATIN / POLIMIXINA B, Cápsula de Sulfato (POLYGYNAX) - 35.000 UI / 100.000 UI / 35.000 UI - Antifúngico, bactericida vaginal.

NEOMICINA, Sulfato de / POLIMIXINA B / DEXAMETASONA (MAXITROL) - (3500 UI / 6000 UI /1 mg) / mL - Uveíte, esclerite, episclerite, conjuntivite, ceratite intersticial, tarsite, chiqueiro e calázio, e infecções bacterianas causadas por microrganismos suscetíveis.

NEOMICINA, Sulfato de POLIMIXINA B, Sulfato de DEXAMETASONA (MAXITROL) Pomada - (3500 UI / 6000 UI / 1 mg) /g - Uveíte, esclerite, episclerite, conjuntivite, ceratite intersticial, tarsite, chiqueiro e calázio e infecções Infecções bacterianas causadas por suscetíveis microorganismos.

NEOSTIGMINA, Metilsulfato (PROSTIGMINA) (Injeção) - 0,5 mg/mL - Parassimpaticomimético.

NEPAFENACO (NEVANAC) - 1 mg/1 mL - Antiinflamatório não esteroidal com ação analgésica.

NEVIRAPINA (Hemihidratada) (VIRAMUNE) - 1 g/100 mL — Antirretroviral.

NICERGOLINA (SERMION) - 10 mg e 30 mg - Para tratamento da demência de Alzheimer e insuficiência cerebral crônica.

NICOTINA (NIQÜITIN) Patch de - 36 mg, 78 mg e 114 mg - Adjuvante no tratamento do hábito de fumar.

NIFEDIPINA (microesferas) (KABLOC) Cápsula (Liberação Estendida) - 20 mg e 30 mg - Anti-hipertensivo, Antianginal.

NIFURATEL / NISTATIN (MACMIROR COMPLEX V) - (10 g / 4.000.000 UI) / 100 g - Antifúngico vaginal.

NIFURATEL / NISTATIN (MACMIROR COMPLEX V) - 500 mg / 200 000 U - Micose primária da vagina, vulvovaginites causadas por trichomonas, fungos, bactérias ou mistas, leucorreia, prurido vulvar, ardor, inflamação e dispareunia.

NIFUROXAZIDA (ESKAPAR) - 4,4 g / 100 mL - Antisséptico intestinal.

NIFUROXAZIDA (ESKAPAR) Cápsula - 200 mg e 400 mg - Antisséptico intestinal.

NIFUROXAZIDA / METRONIDAZOL, Benzoíla (COMPOSTO ESKAPAR) - 4 g/5 g/100 mL - Amebíase luminal e extraintestinal, bem como giardíase intestinal, associada a infecção intestinal bacteriana.

NIFUROXAZIDA/METRONIDAZOL (COMPOSTO ESKAPAR) Cápsula - 200 mg/600 mg - Amebíase luminal e extraintestinal, bem como giardíase intestinal, associada a infecção intestinal bacteriana.

NILOTINIB, Cloridrato monoidratado (TASIGNA) Cápsula - 150 mg e 200 mg - Tratamento da leucemia mieloide crônica positiva para cromossomo Filadélfia, com resistência ou intolerância ao tratamento anterior, incluindo imatinibe. Tratamento de pacientes adultos com leucemia mieloide crônica positiva para o cromossomo Filadélfia (LMC + Ph) recém-diagnosticada na fase crônica.

NIMODIPINA (NIMOTOP) - 30 mg - Prevenção e tratamento da Síndrome de Deficiência Intelectual (demência degenerativa primária e vascular). Controle da vertigem de origem periférica. Auxiliar no tratamento do zumbido. Profilaxia e tratamento de déficits neurológicos isquêmicos.

NIMODIPINA (NIMOTOP) (Injetável) - 10 mg/50 mL - Antagonista do cálcio para tratamento de espasmo vascular cerebral resultante de hemorragia subaracnóidea.

NINTEDANIB (OFEV) Cápsula - 100 mg e 150 mg - Tratamento em adultos de fibrose pulmonar idiopática, outras doenças intersticiais fibrosantes crônicas com fenótipo progressivo e doença pulmonar intersticial associada à esclerose sistêmica.

NISTATINA (MICOSTATINA) - 100.000 U/ mL - Antifúngico.

NITAZOXANIDA (DAXON) - 100mg/5mL - Nematóides, cestóides, estrongiloidose, teníase, Fasciola hepatica. Blastocystis hominis,

Cryptosporidium parvum, Antiamebic.

NITAZOXANIDA (DAXON) - 500 mg - Nematóides, cestóides, estrongiloides, teníase, fasciola hepatis, blastocystis hominis, cryptosporidia parvum, antigiardíase, tricomoníase, oxiuríase ascaridíase, ancilostomíase e tricuríase.

NITAZOXANIDA (DAXON) (Dispersível) - 200mg - Nematóides, cestóides, estrongiloidose, teníase, Fasciola hepatica, Blastocystis hominis, Cryptosporidium parvum, Antigiardíase, Tricomoníase, Anti-helmíntico.

NITAZOXANIDA (PARAMIX) (Dispersível) - 100 mg e 250 mg - Antigiardíase, Tricomoníase, Antiamébico e Anti-helmíntico.

NITROFURANTOÍNA (MACRODANTINA) Cápsula de - 50 mg e 100 mg - Antisséptico urinário.

NITROFURANTOÍNA (Monohidratada) (MACRODANTINA INFANTIL) - 0,50 g/100 mL - Antisséptico urinário em infecções agudas do trato urinário.

NOMEGESTROL, Acetato / ESTRADIOL (ZOELY) - 2,5 mg / 1,5 mg - Contraceptivo.

NORETHISTERONA, Enantato (NORISTERAT) (Injetável) - 200 mg / 1 mL - Anovulatório.

NORFENILEFRINA, Cloridrato (AS COR) - 1 g / 100 mL - Vasoconstritor.

NORFLOXACINA (ORANOR) - 400 mg - Antimicrobiano (quinolona) para infecções causadas por germes sensíveis.

OCTREOTIDA, acetato (SANDOSTATIN LAR) (injeção) - 10 mg, 20 mg e 30 mg - Tumores neuroendócrinos funcionais, tumores neuroendócrinos avançados funcionais ou não funcionais do intestino médio ou local desconhecido do tumor primário. Acromegalia.

OCTREOTIDE, acetato (SANDOSTATIN) (injeção) - 0,2 mg/mL - inibidor análogo da somatostatina.

OFLOXACINO (OCUFLOX) - 3 mg/1mL - Antimicrobiano para uso oftálmico.

OLANZAPINA (ZYPREXA IM) (Injetável) - 10 mg/2 mL - Antipsicótico.

OLANZAPINA (ZYPREXA ZYDIS) (Dispersível) - 5 mg e 10 mg - Antipsicótico para tratamento agudo ou de manutenção da esquizofrenia e outras psicoses em que predominam sintomas positivos e/ou sintomas negativos.

OLANZAPINA (ZYPREXA) - 5 mg e 10 mg - Antipsicótico.

OLANZAPINA Cloridrato de /FLUOXETINA (SYMBYAX) Cápsula - 3 mg/25 mg; 6mg/25mg; 12mg/25mg; 6 mg/50 mg e 12 mg/50 mg - Antipsicótico/antidepressivo, para tratamento da depressão associada ao transtorno bipolar.

OLMESARTAN MEDOXOMIL / AMLODIPINA (MAXOPRESS) - 40 mg / 5 mg e 40 mg /10 mg - Anti-hipertensivo.

OLMESARTAN MEDOXOMIL, / AMLODIPINA, Besilato / HIDROCLOROTIAZIDA (AVIRENE) - 20 mg / 5 mg / 12,5 mg; 40 mg/10 mg/12,5 mg; 40 mg / 10 mg / 25 mg - Tratamento da hipertensão arterial primária estágio II em pacientes que não respondem e que, a critério do médico especialista, necessitam da combinação de três medicamentos para controle em pacientes maiores de 18 anos e menores de 80 anos anos de idade.

OLMESARTANA MEDOXOMIL (ALMETEC) - 20 mg e 40 mg - Anti-hipertensivo.

OLMESARTANA MEDOXOMIL / AMLODIPINA (DUOALMETEC) - 20 mg / 5 mg - Tratamento da hipertensão.

OLOPATADINA, (PATANOL) Cloridrato - 1 mg/mL e 2 mg/mL - Conjuntivite alérgica.

OMEPRAZOL (LOSEC A) Cápsula – 20 mg – Para tratamento de sintomas relacionados a distúrbios como gastrite, refluxo, sensação de vazio, azia e azia causada pela produção excessiva de ácido.

OMEPRAZOLE (ULSEN PCS) Cápsula - 40 mg - Bloqueador da bomba de prótons.

ONDANSETRON, Cloridrato Dihidratado (ZOFRAN) - 8 mg - Para o tratamento de náuseas e vômitos induzidos por radioterapia citotóxica e quimioterapia em pacientes adultos e pediátricos. Tratamento de náuseas e vômitos pós-operatórios em pacientes adultos.

ONDANSETRON, Cloridrato Diidratado (ZOFRAN) (Injetável) - 4 mg/2 mL e 8 mg/4 mL - Para tratamento de náuseas e vômitos pós-operatórios, antiemético em quimioterapia e radioterapia.

ORCIPRENALINE, Sulfato (ALUPENT) (Injeção) - 0,5 mg/mL - Broncodilatador, inibidor da contratura uterina.

ORFENADRINA, Citrato de PARACETAMOL (NORFLEX PLUS) - 35 mg / 450 mg - Analgésico, relaxante muscular.

ORNITINA/ ASPARTATO (L-ornitina-L-aspartato) (HEPA-MERZ) Grânulos - 3 g - Para tratamento de hiperamonemia, por insuficiência hepática aguda e crônica.

OSELTAMIVIR, Cápsula de Fosfato (TAMIFLU) - 30 mg, 45 mg e 75 mg - Tratamento da gripe tipo A e B.

OTILONIUM, Brometo (OMURO) - 40 mg - Antiespasmódico. Indicado na síndrome do intestino irritável e nas condições espasmódicas dolorosas do segmento distal do trato gastrointestinal.

OXALIPLATINA (ELOXATINA) (Injetável) - 50 mg/10 mL e 100 mg/20 mL - Antineoplásico.

OXCARBAZEPINA (TRILEPTAL) - 300 mg e 600 mg - Tratamento da epilepsia e tratamento sintomático da neuralgia do trigêmeo.

OXCARBAZEPINA (TRILEPTAL) - 60 mg/1 mL - Tratamento de crises epilépticas parciais e crises tônico-clônicas generalizadas em adultos e crianças maiores de um mês de idade. Tratamento sintomático da neuralgia do trigêmeo.

OXIBUTININA Cloridrato de (TAVOR CR) (Liberação Prolongada) - 5 mg, 10 mg e 15 mg - Antiespasmódico do trato geniturinário.

OXIBUTININA, (NEFRYL) Cloridrato - 5 mg - Antiespasmódico urinário.

OXIBUTININA, Cloridrato (NEFRYL) Xarope - 100 mg/ 100 mL -

Antiespasmódico para o trato geniturinário.

OXICODONA, (ENDOCODIL) Cloridrato (Injetável) - 10 mg/1mL e 20 mg/2 mL - Analgésico narcótico.

OXICODONA, Cloridrato (ENDOCODIL IR) - 5 mg, 10 mg, 20 mg e 40 mg - Analgésico narcótico.

OXIMETAZOLINA, Cloridrato (AFRIN) - 25 mg/100 mL e 50 mg/100 mL Vasoconstritor nasal.

OXIMETAZOLINA, Cloridrato (OXYLIN LIQUIFILM) - 0,25 mg/1 mL - Descongestionante, conjuntivite alérgica.

OXITETRACICLINA (TERRAMICINA 125MG) - 125 mg - Antimicrobiano para infecções causadas por germes sensíveis.

OXITETRACICLINA / POLIMIXINA B (TERRAMICINA P) Pomada de - 3 g / 1.000.000 U - Antibiótico para aplicação cutânea.

OXITETRACICLINA Cloridrato de (TERRAMICINA) Cápsula - 500 mg - Tetraciclina (antimicrobiano) para infecções causadas por germes sensíveis.

Oxitocina (SYNTOCINON) (Injetável) - 5.000 UI - Estimulante da contratilidade uterina.

OXYCODONE (OXYCONTIN) (liberação estendida) - 10 mg, 20 mg, 40 mg - Analgésico narcótico.

PALBOCICLIB (IBRANCE-21) Cápsula - 75 mg, 100 mg e 125 mg - É indicado em mulheres para tratamento de câncer de mama avançado/metastático HR-positivo e HER2-negativo. Em combinação com um inibidor da aromatase como terapia endócrina inicial em mulheres na pós-menopausa. Em mulheres na pós-menopausa, pré e perimenopausa (sob supressão ovariana ou ablação) em combinação com Fulvestrant em mulheres que receberam tratamento prévio.

PALONOSETRON, Cloridrato (ONICIT) (Injetável) - 0,05 mg/1 mL - Antiemético em quimioterapia e radioterapia.

PAMABROM / PARACETAMOL (SYNCOL TEEN) - 25 mg / 500 mg - Auxiliar no tratamento da tensão pré-menstrual, Analgésico.

PAMABROM / PARACETAMOL / PIRILAMINA, maleato (SYNCOL) - 25 mg/ 500 mg/15 mg - Analgésico.

PANCREATIN (CREON) (liberação retardada) Cápsula de - 150 mg e 300 mg - Substituto da enzima digestiva terapêutica.

PANCREATINA / METOCLOPRAMIDA, Cloridrato / BROMELAÍNA / DIMETICONE / DESIDROCHOLATO DE SÓDIO (PLASIL ENZIMÁTICO) - 210 U/6,36 mg/35.000 U/57,9 mg/20 mg - Dispepsias gastrointestinais, biliares ou pancreáticas.

PANCREATINA / SIMETHICONA / Hemicelulase (ONOTON) - 175 mg / 25.250 mg /50 mg - Antiflatulento. Terapia de reposição enzimática digestiva.

PANTOPRAZOL (PANTOZOLE) - 20 mg e 40 mg - Para tratamento de úlcera péptica gástrica e duodenal.

PANTOPRAZOL DE SÓDIO (PANTOZOL IV) (Injetável) - 40 mg - Para tratamento de úlcera péptica gástrica e duodenal.

PANTOPRAZOLE magnésio dihidratado (TECTA) (liberação retardada) - 20 mg e 40 mg - Para tratamento de úlcera péptica gástrica e duodenal.

PARACETAMOL (MEJORALITE PEDIÁTRICA) (mastigável) - 80 mg - Analgésico, antipirético em crianças de 2 a 7 anos.

PARACETAMOL (PERFALGAN) (Injetável) - 1 g/100 mL e 500 mg/50 mL - Analgésico, antipirético

PARACETAMOL (PHARMACEN-SP) - 300 mg - Analgésico, antipirético.

PARACETAMOL (TAFIROL) - 1 g - Analgésico, antipirético.

PARACETAMOL (TEMPRA FORTE) - 650 mg - Analgésico, antipirético.

PARACETAMOL (TEMPRA) - 80 mg e 150 mg - Tratamento sintomático de dor e febre leve a moderada, bem como sintomas de resfriado comum.

PARACETAMOL (TYLENOL) - 100 mg/1 mL e 3,2 g/100 mL - Analgésico, antipirético.

PARACETAMOL (TYLENOL) - 500 mg - Analgésico antitérmico.

PARACETAMOL (TYLEX 750) - 750 mg - Analgésico, antipirético.

PARACETAMOL / CAFEÍNA / PIRILAMINA, Maleato (SYNCOL MAX) - 650 mg / 60 mg / 15 mg - Auxiliar no tratamento da síndrome pré-menstrual.

PARACETAMOL / CLORZOXAZONA (TAFIROL FLEX) - 300 mg / 250 mg - Analgésico, relaxante muscular.

PARACETAMOL / DEXTROMETORFANO, Bromidrato / FENILEFRINA, Cloridrato (THERAFLU DAYTIME) Grânulos - 650 mg / 20 mg / 10 mg - Para o alívio dos sintomas de resfriado e tosse.

PARACETAMOL / DIFENIDRAMINA, Citrato (SYNCOL NOCTURNO) - 650 mg / 25 mg - Anti-histamínico, analgésico, antipirético.

PARACETAMOL / FENILEFRINA, Cloridrato de / BROMFENIRAMINA, Maleato de / DEXTROMETORFANO, Hidrobrometo de (CAPSIFLU TOTAL) Cápsula (Gelatina mole) - 250 mg / 5 mg / 2 mg /10 mg - Auxiliar no tratamento sintomático do resfriado comum.

PARACETAMOL / IBUPROFEN (ALGITRIN) - 325 mg / 200 mg - Analgésico, antipirético.

PARACETAMOL / TRAMADOL, Cloridrato (TRAMACET) - 325 mg / 37,5 mg e 162,5 mg / 18,75 mg - Para o tratamento da dor moderada a intensa.

PARACETAMOL / TRAMADOL, Cloridrato (ZALDIAR) - 325 mg / 37,5 mg - Analgésico, antipirético.

PARACETAMOL / TRAMADOL, Cloridrato (ZALDIAR) (Efervescente) - 325 mg / 37,5 mg - Analgésico, antipirético.

PARACETAMOL/ CAFEÍNA/ BROMFENIRAMINA, Maleato (SEDALMERCK GRIPE) - 325 mg/15,75 mg/2,10 mg - Auxiliar no tratamento sintomático do resfriado comum.

PARACETAMOL/FENILEFRINA, Cloridrato (THERAFLU TD) Grânulos – 650 mg/10 mg – Auxiliar no tratamento sintomático do resfriado comum.

PARACETAMOL/FENIRAMINA, Maleato de/FENILEFRINA, Cloridrato de (THERAFLU) Grânulos - 650 mg / 20 mg / 10 mg - Auxiliar no tratamento do resfriado comum.

PARAMETASONONA, de acetato (DILAR) - 2 mg e 6 mg - Antiinflamatório esteroide, antirreumático, antialérgico.

PARECOXIB Sódio (DYNASTAT) (Injeção) - 40 mg/2 mL - Analgésico

PARGEVERINE, Cloridrato (PLIDAN) - 10 mg - Antiespasmódico

PARICALCITOL (ZEMPLAR) - 5 µg/1 mL e 10 µg/2 mL – Prevenção e tratamento do hiperparatireoidismo.

PARICALCITOL (ZEMPLAR) Cápsula de - 2 mcg - Prevenção e tratamento do hiperparatireoidismo.

PAROXETINA Cloridrato de (Hemihidratado) (PAXIL CR) (liberação prolongada) - 12,5 mg e 25 mg - Antidepressivo

PAROXETINA, Cloridrato (Hemihidratado) (CRONADYN) - 15 mg e 20 mg - Tratamento da ejaculação precoce.

PAZOPANIB, de cloridrato (VOTRIENT) - 200 mg e 400 mg - inibidor específico da tirosina quinase (TKI)

PEMETREXED DISSÓDICO (ALIMTA) (injeção) - 500 mg/20 mL - Mesotelioma pleural maligno, câncer de pulmão de células não pequenas.

PENTOXIFILINA (TRENTAL) (Injetável) - 20 mg/mL - Agente hemorreológico antiplaquetário.

PENTOXIFILINA (TRENTAL) (liberação prolongada) - 400 mg e 600 mg - Agente antiplaquetário. Agente hemorreológico.

PERFENAZINA (LEPTOPSIQUE) - 4 mg e 10 mg - Antipsicótico.

PERINDOPRIL TERBUTILAMINA (COVERSYL) - 2 mg e 4 mg - Anti-hipertensivo, antianginal. Pressão alta, insuficiência cardíaca e infarto agudo do miocárdio. Prevenção da recorrência de doença vascular cerebral isquêmica ou hemorrágica.

PERMETRINA (NOVO HERKLIN 2000) - 1 g/100 mL, 5 g/100 mL — Pediculicida.

PIDOTIMOD (ADIMOD) - 400 mg - Imunomodulador.

PIDOTIMOD (ADIMOD) - 400 mg/7 mL e 800 mg/7 mL - Para tratamento de episódios de exacerbação aguda em pacientes adultos com bronquite crônica.

PIKETOPROFEN (CALMATEL) - 1,8 g / 100 g - Antiinflamatório não esteroidal com ação analgésica.

PIKETOPROFEN (CALMATEL) Aerossol - 4 g / 100 g - Antiinflamatório tópico.

PIMECROLIMUS (ELIDEL) - 0,01 g/1 g e 1 g/100 g - Dermatite atópica.

PINAVERIO, Brometo (DICETEL) - 100 mg - Tratamento da síndrome do intestino irritável.

PINAVERIO, Brometo / DIMETICONA (ALEVIAN DUO) Cápsula - 100 mg / 300 mg - Antiinflamatório, síndrome do intestino irritável.

PINAZEPAM (YUNIR) Cápsula - 5 mg - Anticonvulsivante, ansiolítico, relaxante muscular.

PINDOLOL (VISKEN) - 5 mg - Anti-hipertensivo.

PIOGLITAZONA / METFORMINA (COMPETACT) - 15 mg/ 850 mg - Para o tratamento de diabetes mellitus tipo 2.

PIOGLITAZONA, (ZACTOS) Cloridrato - 15 mg, 30 mg e 45 mg - Para tratamento de diabetes mellitus tipo 2.

PIPAZETATE, Cloridrato de (SELVIGON) Xarope - 0,2 g/100 mL - Antitússico.

PIPERACILINA monohidratada / TAZOBACTAM (TAZOCIN EF) (Injetável) - 4 g/500 mg - Antibiótico para infecções causadas por germes produtores de bactérias.

PIPERIDOLATO, Cloridrato de (DACTIL OB) - 100 mg - Antiespasmódico.

PIRACETAM (NOOTROPIL) - 20 mg / 100 mL - Para tratamento sintomático de síndrome psicoorgânica incluindo: perda de memória, distúrbios de atenção e falta de direção, bem como para tratamento de mioclonia cortical, vertigens e distúrbios de equilíbrio, insuficiência vascular cerebral e dislexia em combinação com terapia da fala.

PIRACETAM (NOOTROPIL) - 800 mg e 1200 mg - Para o tratamento sintomático da síndrome psicoorgânica incluindo: perda de memória, distúrbios de atenção e falta de direção, bem como para o tratamento de mioclonia cortical, vertigens e distúrbios de equilíbrio, insuficiência vascular cerebral e dislexia em combinação com terapia da fala.

PIRANTEL, Pamoato (COMBANTRIN) - 250 mg - Anti-helmíntico.

PIRANTEL, Pamoato (COMBANTRIN) - 5 g/100 mL - Anti-helmíntico.

PIRIDOSTIGMINA, de brometo (MESTINON TIMESPAN) (liberação prolongada) - 180 mg - Miastenia Gravis.

PIRIDOSTIGMINA, de Brometo (MESTINON) - 60 mg - Miastenia gravis, parassimpaticomimético, antídoto para bloqueadores musculares não despolarizantes.

PIRIMETAMINA (DARAPRIM) - 25 mg - Para tratamento e profilaxia da malária e toxoplasmose.

PIRITINOL, dicloridrato (ENCEPHABOL) - 200 mg - Oxigenador cerebral.

PIROXICAM (DIXONAL) - 20 mg e 40 mg - Antiinflamatório não esteroidal (antirreumático) com ação analgésica.

PIROXICAM (FELDENE GEL) - 5 mg/1g - Antiinflamatório não esteroidal.

PIROXICAM (FELDENE) (Dispersível) - 20 mg - Antiinflamatório não esteroidal.

PIROXICAM (FELDENE) Cápsula - 20 mg - Antiinflamatório não esteroidal.

PITAVASTATINA DE CÁLCIO (REDEVANTE) - 2 mg e 4 mg - Hipocolesterolêmico.

POLICRESULENO (ALBOTIL V) - 1 g/100 mL - Para tratamento de infecções vaginais mistas.

POLICRESULENO (ALBOTIL) - 0,090 g - Para tratamento de infecções vaginais mistas.

POLICRESULENO (ALBOTIL) - 1,8 g/100 g - Queratolítico, antisséptico para aplicação cutânea.

POLICRESULENO (ALBOTIL) - 1,8 g/100 g - Tricomonicida vaginal, antifúngico vaginal.

POLICRESULENO (ALBOTIL) - 407,5 mg/1 mL e 40,75 g/100 mL - Para tratamento de infecções vaginais mistas. Para o tratamento de erosões e da vagina.

POLIDOCANOL / LIDOCAÍNA, Cloridrato de (NENE-DENT) - 0,3818 g/ 0,4056 g/100 mL - Anestésico local.

POLIDOCANOL/ LIDOCAÍNA, Cloridrato de (NENE-DENT) Gel - 0,320 g/ 0,340 g/100 g - Anestésico local.

POSACONAZOL (SPRIAFIL) - 40 mg/mL - No tratamento profilático de infecções fúngicas invasivas em pacientes de alto risco; No tratamento de Aspergilose, Candidíase ou candidemia esofágica, Fusariose, Zigomicose, Criptococose, Cromoblastomicose, Micetoma, Coccidioidomicose, Candidíase orofaríngea.

POSACONAZOLE (SPRIAFIL) (Liberação Retardada) - 100 mg - No tratamento profilático de infecções fúngicas invasivas em pacientes de alto risco. No tratamento de Aspergilose, Candidíase Esofágica, ou Candidemia, Fusariose, Zigomicose, Criptococose, Cromboblastomicose, Micetoma, Coccidioidomicose.

POTÁSSIO, Cloreto (CORPOTASIN LP) (liberação prolongada) -750 mg e 1500 mg - Hipocalemia.

POTÁSSIO, Cloreto (KALIOLITE) - 500 mg - Para o tratamento da Hipocalemia

POTÁSSIO, Gluconato (CORPOTASIN GK) Pó - 4,68 g/sachê - Substituto de potássio.

PRAMIPEXOL (SIFROL ER) (liberação estendida) - 0,375 mg, 0,75 mg, 1,5 mg, 3 mg e 4,5 mg - Antiparkinsoniano.

PRAMIPEXOL, Dicloridrato (SIFROL) - 0,125 mg, 0,25 mg, 0,5 mg, 1 mg e 1,5 mg - Antiparkinsoniano, para tratamento da síndrome das pernas inquietas.

PRASTERONA (BIODHEA) - 50 mg - Adjuvante para melhorar a diminuição da capacidade física ou mental em adultos.

PRASTERONA (BIOLAIF) Cápsula - 50 mg - Adjuvante para melhorar a diminuição da capacidade física ou mental em adultos.

PRAZICUANTEL (CISTICID) Pílula - 600 mg — Neurocisticercose.

PRAZOSINA Cloridrato de (MINIPRES) Cápsula - 1 mg e 2 mg - Anti-hipertensivo.

PREDNICARBATO (PEITEL) - 250 mg / 100 g - Dermatites, eczema e psoríase.

PREDNISOLONA, Acetato (PREDNEFRIN SF) - 10 mg/1mL - Antiinflamatório para uso oftálmico.

PREDNISOLONA, Acetato de Sulfacetamida Sódica (DELTAMID UNGENA) Pomada - 5 mg/100 mg/1 g - Corticosteróide e anti-infeccioso para uso oftálmico.

PREDNISOLONA, Fosfato de Sódio (DELTA CORTI OFTENO) - 5 mg/1 mL - Corticosteroide oftálmico.

PREDNISONA (METICORTEN) - 5 mg, 20 mg e 50 mg - Corticosteroide sistêmico.

PREGABALIN(LYRICA) - 2 g / 100 Ml - Analgésico, anticonvulsivante, ansiolítico, síndrome de fibromialgia.

PREGABALINA (LYRICA) Cápsula - 25 mg, 50 mg, 75 mg, 150 mg e 300 mg - Analgésico, Anticonvulsivante, Ansiolítico, Síndrome de Fibromialgia.

PRIMIDONA (MYSOLINA) - 250 mg - Antiepiléptico.

PROBENECIDA (BENECID VALDECASAS) - 500 mg - Uricosúrico.

PROCAIN BENZILPENICILIN COM BENZILPENICILINA DE SÓDIO (PENPROCILINA) (injetável) - 400.000 U e 800.000 U - Antibiótico (beta-lactâmico) para infecções causadas por germes sensíveis.

PROGESTERONA (CORPO AMARELO FORTE) (Injetável) - 50 mg / 2 mL - Progestina.

PROGESTERONA (CRINONA) - 45m g/1,125 g e 90m g/1,125 g - Progestina para uso tópico.

PROGESTERONA (ENDOMETRINA) - 100 mg - Para reforço lúteo como parte de um programa de tratamento de tecnologia de reprodução assistida em mulheres.

PROGESTERONA (PROSPHERE) (injeção) de - 100 mg/1 mL, 200 mg/2 mL e 300 mg/2,75 mL - Progestina

PROGESTERONA (UTROGESTAN) Cápsula de - 100 mg e 200 mg - Síndrome Pré-Menstrual, irregularidades menstruais, Mastopatia Benigna, Pré-menopausa, Pós-menopausa, infertilidade por deficiência lútea, ameaça de aborto, ameaça de parto prematuro.

PROGESTERONA / ESTRADIOL (JUVENUM) (Injetável / Liberação Prolongada) - (15 mg, 0,5 mg) / 0,5 mL e (20 mg, 1 mg) / 1 mL - Terapia de reposição hormonal.

PROGESTERONA / ESTRADIOL (METRIGEN STRONG) (Injetável) - 50 mg / 5 mg - Progestina Estrogênio Sistêmico.

PROPAFENONA, (NORFENON) Cloridrato - 150 mg e 300 mg - Antiarrítmico.

PROPANOLOL, cloridrato (INDERALICI) - 10 mg, 40 mg e 80 mg - Antienxaqueca, anti-hipertensivo, bloqueador de receptores beta-adrenérgicos.

PROPOFOL (DIPRIVAN) (Injetável) Emulsão - 500 mg/50 mL, 1 g/100 mL e 200 mg/20 mL - Anestésico geral.

PRUCALOPRIDA (RESOTRANS) - 1 mg e 2 mg - Estimulante da motilidade gastrointestinal.

QUETIAPINA (SEROQUEL

QUETIAPINA (SEROQUEL) - 25 mg, 100 mg e 300 mg - Antipsicótico. Para o tratamento de psicoses agudas e crónicas, incluindo esquizofrenia. Transtorno bipolar.

QUINAGOLIDA, Cloridrato (NORPROLAC) - 25 mcg e 75 mcg - Inibidor da secreção de prolactina para tratamento de hiperprolactinemia.

QUINAPRIL, Cloridrato (ACUPRIL) - 10 mg, 20 mg e 40 mg - Anti-hipertensivo.

RABEPRAZOLE, de sódio (PARIET) (liberação retardada) - 10 mg e 20 mg - Para o tratamento de úlcera péptica gástrica e duodenal.

RACECADROTILO (HIDRASEC) Cápsula - 100 mg - Antidiarreico.

RACECADROTILO (HIDRASEC) Grânulos - 10 mg e 30 mg — Antidiarreico.

RALOXIFENO, Cloridrato (EVISTA) - 60 mg - Tratamento e prevenção da osteoporose em mulheres na pós-menopausa, prevenção do câncer de mama em mulheres na pós-menopausa com osteoporose.

RALTEGRAVIR potássio (ISENTRESS) - 400 mg - Indicado em combinação com outros antirretrovirais para o tratamento da infecção pelo vírus da imunodeficiência humana (HIV-1).

RAMIPRIL (TRITACE) 2,5 mg, 5 mg e 10 mg - Anti-hipertensivo.

RANELATO DE ESTRÔNCIO (PROTOS) Grânulos - 2 g - Tratamento e prevenção da osteoporose em mulheres na pós-menopausa.

RASAGILINA, Mesilato (AZILECT) - 1 mg - Antiparkinsoniano.

REMIFENTANIL, Cloridrato (ULTIVA) (Injetável) - 2 mg e 5 mg - Analgésico narcótico.

RIBAVIRINA (VILONA) Cápsula - 400 mg - Tratamento de infecções virais como herpes labial, gengivoestomatite herpética, herpes genital primário e recorrente incluindo profilaxia; herpes zoster e varicela em pacientes imunocompetentes e imunossuprimidos, caxumba, hepatites virais agudas A, B e C e crônicas B e C, infecções respiratórias por vírus sincicial respiratório, parainfluenza e influenza A e B.

RIFAMPICINA (RIFADIN) - 2 g/100 mL - Antifímico para infecções causadas por germes suscetíveis.

RIFAMPICINA (RIFADINA) Cápsula de - 300 mg - Antibiótico para infecções causadas por bactérias suscetíveis.

RIFAMPICINA / ISONIAZIDA / PIRAZINAMIDA / ETANBUTOL, (DOTBAL) Cloridrato - 150 mg/75 mg/400 mg/300 mg - Tratamento da tuberculose.

RIFAXIMINA (FLONORM) - 100 mg / 5 mL - Antibiótico para infecções causadas por bactérias suscetíveis.

RIFAXIMINA (Forma Alfa) (FLONORM) - 200 mg, 400 mg e 550 mg - Antibiótico para infecções causadas por bactérias suscetíveis.

RILUZOLE (RILUTEK) - 50 mg - Para o tratamento da esclerose múltipla

RIMANTADINA, (GABIROL) Cápsula Cloridrato - 100 mg - Antiviral.

RIMANTADINA, (GABIROL) Cloridrato - 1 g/100 mL e 5 g/100 mL — Antiviral.

RISEDRONATO DE SÓDIO / VITAMINA D3 (Colecalciferol) (SERALIS VIP) - 35 mg / 2.000 UI, 35 mg / 2.800 UI, 35 mg / 5.600 UI, 150 mg / 12.000 UI e 300 mg / 12.000 UI. - Tratamento e prevenção da osteoporose em homens e mulheres.

RISPERIDONA (RISPERDAL CONSTA) (Injeção / Liberação Prolongada) - 25 mg/2 mL e 37,5 mg /2 mL - Esquizofrenia, transtorno bipolar I, transtornos esquizoafetivos.

RISPERIDONA (RISPERDAL QUICKLET) (Dispersível) - 1,0 mg e 2,0 mg -

Antipsicótico.

RISPERIDONA (RISPERDAL) - 1 mg, 2 mg e 3 mg - Tratamento da esquizofrenia, transtorno bipolar e autismo.

RISPERIDONA (RISPERDAL) - 100 mg/100 mL - Esquizofrenia, transtorno bipolar tipo 1, transtornos esquizoafetivos, crianças e adolescentes com autismo.

RITONAVIR (NORVIR) - 100 mg - Antirretroviral.

RIVAROXABAN (XARELTO) - 2,5 mg, 10 mg, 15 mg e 20 mg - Antitrombótico.

RIVASTIGMINA (EXELON) Adesivo - 9 mg, 18 mg e 27 mg - Demência leve a moderadamente grave do tipo Alzheimer. Demência grave do tipo Alzheimer. Demência leve a moderadamente grave associada à doença de Parkinson.

RIZATRIPTAN, Benzoato (MAXALT RPD) Lamela - 5 mg e 10 mg - Antienxaqueca.

ROSUVASTATINA / EZETIMIBA (TREZETE) - 10 mg / 10 mg e 20 mg / 10 mg - Tratamento e controle de dislipidemias. Redução do colesterol LDL, colesterol total, apolipoproteína B (Apo B), triglicerídeos elevados em pacientes com hipercolesterolemia primária (heterozigótica familiar e não familiar) e dislipidemia mista (Fredrickson tipos IIa e IIb). Redução do colesterol total e LDL em pacientes com hipercolesterolemia familiar homozigótica, tanto em monoterapia quanto como adjuvante da dieta e de outros tratamentos hipolipemiantes (por exemplo, aférese de LDL), se tais tratamentos não forem suficientes.

ROSUVASTATINA cálcio (CRESTOR) - 5 mg, 10 mg, 20 mg e 40 mg - Hipocolesterolêmico, hiperlipidemia mista.

ROTIGOTINA (NUBRENZA) Adesivo - 4,5 mg, 9 mg, 13,5 mg e 18 mg - Antiparkinsoniano.

RUPADINA, Fumarato (REPAFET) - 10 mg - Anti-histamínico para rinite alérgica, sazonal e perene.

S-AMLODIPINA, de Nicotinato (ESLODINEPINA) - 2,5 mg - Anti-hipertensivo.

Sal sódico de RIFAMICINA SV (RIFOCYNA) - 1 g/100 mL - Antibiótico tópico.

SALBUTAMOL, (VENTOLIN) Sulfato - 0,040 g / 100 mL - Broncodilatador.

SALBUTAMOL, (VENTOLIN) Sulfato (Injetável) - 0,5 mg/mL - Broncodilatador.

SALBUTAMOL, (VENTOLIN) Sulfato (Para nebulização) - 5 mg/1mL - Broncodilatador.

SALBUTAMOL, de Sulfato (VENTOLIN) - 2mg e 4mg - Broncodilatador.

SALBUTAMOL, Sulfato (Micronizado) (VENTOLIN) Aerossol (Para inalação) - 0,1328 g/ 100 g - Broncodilatador.

SALICILATO DE METILO/IODO (IODEX CLASSIC) Pomada - 5 g / 5 g / 100 g - Rubefaciente e analgésico.

SALMETEROL, Xinofoato (SEREVENT) Aerossol (Para inalação) - 0,33 mg/

1g - Broncodilatador.

SAXAGLIPTINA, Cloridrato (ONGLYZA) - 2,5 mg e 5 mg - Para tratamento de diabetes mellitus tipo 2.

SAXAGLIPTINA, Cloridrato / METFORMINA, Cloridrato (KOMBIGLYZE

SECNIDAZOLE (SECNIDAL) - 250 mg, 500 mg e 1 g - Tricomoníase. Lamblicida. Antiamébico.

SELEGILINA, Cloridrato (NIAR) - 5,5 mg - Antiparkinsoniano.

SENNOSIDES AB (X-PREP LIQUID) - 200 mg/ 100 mL - Laxante.

SENOSÍDEOS / DOCUSATO DE SÓDIO (LAXOYA) - 8,6 mg / 50 mg - Laxante.

SENOSIDES AB (SENOKOT F) - 17,2 mg - Laxante.

SENOSIDES AB (SENOKOT) - 8,6 mg - Laxante.

SENOSIDES AB / PRUNUS DOMESTICA (Ameixa seca) (LAXACAPS) Cápsula (Gelatina mole) - 12 mg / 50 mg — Laxante.

SERRATIOPEPTIDASE (DANZEN) - 5 mg e 10 mg - Enzimas fibrinolíticas.

SERTACONAZOLE, de Nitrato (ERTACZO) - 2 g / 100 g - Infecções fúngicas da pele.

SERTRALINA, Cloridrato (ALTRULINE) - 50 mg e 100 mg - Antidepressivo, Inibidor seletivo da recaptação de serotonina 5 HT

SERTRALINA, Cloridrato (ALTRULINE) Cápsula - 100 mg - Depressão com ou sem mania. Transtorno obsessivo-compulsivo. Síndrome do pânico. Transtorno de estresse pós-traumático. Fobia social.

SEVELAMERO, Cloridrato (RENAGEL) - 800 mg - Para controle da hiperfosfatemia

SEVOFLURANE (SVOFAST) (Para inalação) - 100 mL - Anestésico geral.

SILDENAFIL, de citrato (REVATHIO) - 20 mg - Tratamento da hipertensão arterial pulmonar.

SILDENAFIL, de citrato (VIAGRA JET) (mastigável) - 50 mg e 100 mg - Disfunção erétil.

SILDENAFIL, de citrato (VIAGRA) - 50 mg e 100 mg - Disfunção erétil.

SILIMARINA (LEGALON) - 70 mg - Síndrome hepatorrenal.

SIMETICONA (LIBERAN) (mastigável) - 0,050 g - Antiflatulento.

SIMETICONE (ESPAVEN PEDIÁTRICO) - 100 mg/ 1 mL e 10 g/100 mL - Antiflatulento.

SIMETICONE / PANCREATIN / EXTRATO SECO DE BILE DE BOI / ASPERGILLUS NIGER CELLULASE (ESPAVEN ENZYMATIC) - 40 mg / 130 mg /25 mg / 5 mg - Azia, azia e indigestão.

SIMETICONE/PANTOTENATO DE CÁLCIO (ESPAVEN) - 40 mg / 50 mg - Meteorismo, antiflatulento, distensão abdominal, dispepsia, trânsito intestinal lento.

SIMETICONE/TRIMEBUTINA (LIBERTRIM SDP) - 2,308 g/ 0,6 g/100 mL - Antiflatulento, regulador da motilidade gastrointestinal.

SIROLIMUS (RAPAMUNE) - 1 mg e 2 mg - Adjuvante na profilaxia de rejeição em transplante renal.

SIROLIMUS (RAPAMUNE) - 1 mg/mL - Adjuvante na profilaxia da rejeição do transplante renal

SITAGLIPTINA (JANUVIA) - 25 mg; 50 mg e 100 mg – Para tratamento de diabetes mellitus tipo 2.

SITAGLIPTINA / METFORMINA (JANUMET

SITAGLIPTINA/METFORMINA (JANUMET) – 50 mg/500 mg; 50 mg/850 mg e 50 mg/1000 mg - Para tratamento de diabetes mellitus tipo 2.

SOLIFENACINA, de succinato (VESICARE) - 5 mg e 10 mg - Tratamento sintomático da síndrome da bexiga hiperativa.

SORAFENIB, Tosilato (NEXAVAR) - 200 mg - Tratamento do câncer renal. Tratamento do carcinoma hepatocelular.

SUCRALFATO (UNIVAL) - 1.062,50 mg - Para tratamento de úlcera péptica gástrica e duodenal.

SUGAMMADEX (BRIDION) (Injetável) - 2 mL (100 mg/mL) e 5 mL (100 mg/mL) - Reversão do bloqueio neuromuscular induzido por rocurônio ou vecurônio.

SULBUTIAMINA (ARCALION) - 200 mg - Auxiliar no tratamento da astenia de diversas etiologias.

SULFACETAMIDA DE SÓDIO (SULFACETAMIDA OFTHENE) - 100 mg/ 1 mL - Antimicrobiano para uso oftálmico.

SULFADIAZINA DE PRATA, (Micronizada) (ARGENTAFIL) - 1 g/100 mL. - Piodermite.

SULFAMETOXAZOL / TRIMETOPRIME (TRIMEXAZOLE) (Injeção) - 800 mg/ 160 mg/3 mL - Antimicrobiano para infecções causadas por germes sensíveis.

SULFAMETOXAZOL/TRIMETHOPRIM (BACTRIM) - 4000 mg / 800 mg /100 mL - Antimicrobiano para infecções causadas por germes sensíveis.

SULFAMETOXAZOL/TRIMETOPRIME (BACTRIM F) - 800 mg/160 mg - Antimicrobiano para infecções causadas por germes sensíveis.

SULFAMETOXAZOL/TRIMETOPRIME (BACTRIM) - 400 mg / 80 mg - Antimicrobiano para infecções causadas por germes sensíveis.

SULFASALAZINA (AZULFIDINA) (Liberação prolongada) - 500 mg - Antirreumático. Colite ulcerativa leve ou moderada. Artrite reumatóide adulta e juvenil.

SULFATO FERROSO (VALDEFER) - 125 mg/1 mL - Tratamento da anemia ferropriva, estimula a produção de hemoglobina, mioglobina, diversas enzimas necessárias aos processos oxidativos celulares, anemia hipocrômica, profilática em crianças prematuras, no período de crescimento, com dietas especiais e durante a gravidez.

SULFATO FERROSO (VALDEFER) - 200 mg - Prevenção da deficiência de ferro e tratamento da anemia ferropriva.

SULFONATO DE POLIESTIRENO DE CÁLCIO (NOVEFAZOL) - 14,96 g - Prevenção e tratamento da hipercalemia.

SULINDACO (RENIDAC) - 200 mg - Artrite reumatóide, osteoartrite, espondilite anquilosante, bursite, tenossinovite, lombalgia e artrite gotosa.

SULODEXIDA (VESSEL DUE F) (Injetável) - 60 mg/2 mL - Antiplaquetário, antifibrinogênio (previne ou retarda a nefropatia secundária ao Diabetes Mellitus, não dependente de Insulina por acúmulo de fibrinogênio).

SULODEXIDE (VESSEL DUE F) Cápsula - 25 mg - Antitrombótico. Trate a trombose, incluindo doença tromboembólica aguda ou recorrente.

SUMATRIPTAN, Succinato (IMIGRAN FIFTY) - 50 mg - Antienxaqueca.

SUMATRIPTAN, Succinato (IMIGRAN) - 100 mg - Antienxaqueca.

SUNITINIB (SUTENT 28) Cápsula - 12,5 mg, 25 mg, 50 mg - Inibidor específico da tirosina quinase.

SYDOLIL - 400 mg/50 mg/1,00 mg - Antienxaqueca

TACROLIMUS (Monohidrato) (PROGRAF XL) Cápsula (Liberação prolongada) - 0,5 mg, 1 mg e 5 mg - Profilaxia de rejeição em transplante renal, auxiliar no tratamento combinado com ciclosporina e corticosteróides.

TACROLIMUS (Monohidrato) (PROGRAF) Cápsula - 0,5 mg, 1 mg e 5 mg - Profilaxia de rejeição em transplante renal, auxiliar no tratamento combinado com ciclosporina e corticosteróides.

TADALAFIL (CIALIS) - 5 mg e 20 mg - Disfunção erétil, tratamento dos sintomas urinários inferiores associados à hipertrofia benigna da próstata em pacientes com ou sem disfunção erétil.

TAFLUPROST (SAFLUTAN) - 15 mcg/mL - Indicada para reduzir a pressão intraocular elevada no glaucoma de ângulo aberto ou hipertensão ocular.

TALIDOMIDA (TALIZER) - 25 mg, 50 mg, 100 mg e 200 mg - Hanseníase.

TAMOXIFEN, de Citrato (NOLVADEX) - 10 mg e 20mg - Para tratamento de câncer de mama.

TAMSULOSIN, Cloridrato (SECOTEX OCAS) (liberação prolongada) - 0,4 mg - Hiperplasia prostática benigna.

TAPENTADOL, (PALEXIA) Cloridrato - 50 mg, 75 mg e 100 mg - Analgésico narcótico.

TAPENTADOL, Cloridrato (PALEXIA RETARD) (liberação prolongada) - 25 mg, 50 mg, 100 mg, 150 mg, 200 mg e 250 mg - Analgésico narcótico.

TELMISARTAN (MICARDIS) - 20 mg, 40 mg e 80 mg - Anti-hipertensivo. Para o tratamento da hipertensão arterial essencial. Prevenção da morbidade e mortalidade em pacientes com 55 anos ou mais de idade com alto risco de doença cardiovascular.

TELMISARTAN/ HIDROCLOROTIAZIDA (MICARDIS PLUS) - 40 mg/12,5 mg, 80 mg/12,5 mg e 80 mg/25 mg - Anti-hipertensivo.

TELMISARTAN/AMLODIPINA (MICARDIS DUO) - 40 mg/5 mg; 40mg/10mg; 80 mg/5 mg e 80 mg/10 mg – Tratamento da hipertensão arterial essencial.

TEMOZOLAMIDA (TEMODAL) Cápsula de - 5 mg, 20 mg, 100 mg, 140 mg, 180 mg e 250 mg - Glioblastoma multiforme recorrente ou progressivo, glioblastoma multiforme recentemente diagnosticado, melanoma metastático avançado. Astrocitoma anaplásico.

TENOFOVIR DISOPROXIL, fumarato (VIREAD) - 300 mg - Antirretroviral contra HIV (AIDS) em maiores de 12 anos. Tratamento da Hepatite B crónica com ou sem co-infecção pelo VIH.

TEOFILINA Anidra (TEOLONG) (Liberação Estendida) Cápsula de - 100 mg, 200 mg e 300 mg - Broncodilatador.

TERBINAFINA, (LAMISIL) Cloridrato - 1 g / 100 g - Antifúngico de amplo espectro.

TERBINAFINA, Cloridrato (LAMISIL) - 250 mg - Antifúngico, para tratamento de onicomicose, micose do couro cabeludo, infecções fúngicas da pele, infecções causadas por leveduras (gênero Candida).

TERIFLUNOMIDA (AUBAGIO) - 14 mg - Para tratamento da esclerose múltipla.

TESTOSTERONA (LOWTIYEL) - 25 mg/2,5 ge 50 mg/5 g - Tratamento androgênico.

TESTOSTERONA, Enantato (PRIMOTESTON DEPOT) (Injetável) - 250 mg/1 mL - Andrógeno.

TESTOSTERONA, Undecanoato (NEBIDO) (Injetável) - 1000 mg / 4 mL - Tratamento de reposição hormonal.

TETRACAÍNA, (PONTI OFTENO) Cloridrato - 5,0 mg/1 mL e 2,5 mg/0,5 mL - Anestésico local oftálmico.

TETRACICLINA, (ACROMICINA) Cloridrato - 250 mg - Antibiótico, para bactérias suscetíveis.

Tetraciclina, cloridrato de cloranfenicol Levogiro / lidocaína, / cloridrato de beta - Hidroxipropilteofilina / Guaifenesina (senociclina balsâmica) (injetável) - 75.890 mg / 50,99 mg /23,300 mg / 46,60 mg /33,30 mg - Antibiótico.

TETRIZOLINA, Cloridrato (EYE-MO RED) - 0,5 mg/mL - Vasoconstritor.

TIAMINA, Cloridrato Anidro de (BENERVA) (Liberação Retardada) - 300 mg - Para o tratamento de deficiências de tiamina.

TIAMINA, Cloridrato de PIRIDOXINA, Cloridrato de CIANOCOBALAMINA / DICLOFENAC sódico / LIDOCAÍNA (DOLO-NEUROBION) (Injeção) - 100 mg / 100 mg / 1 mg / 75 mg / 20 mg e 100 mg / 100 mg / 5 mg / 75 mg / 20 mg - Antiinflamatório não esteroidal, Antineurítico.

TIBOLONE (LIVIAL) - 2,5 mg - Terapia de reposição hormonal.

TICAGRELOR (BRILINTA) - 90 mg - Antiplaquetário. Para a prevenção de eventos trombóticos.

TIGECICLINA (TYGACIL) (Injetável) - 50 mg - Antimicrobiano para infecções causadas por germes sensíveis.

TIMAZOL (TAPAZOLE) - 5mg - Para tratamento do hipertireoidismo.

TIMOLOL, Maleato (TIMOPTOL) - 5 mg/mL - Diminui a pressão intraocular elevada.

TINIDAZOL (FASIGYN) - 500 mg - Tricomoníase. Lamblicida. Antiamébico.

TIOTRÓPIO, Brometo (SPIRIVA) (Para inalação) Cápsula de - 18 µg - Broncodilatador, doença pulmonar obstrutiva crônica.

TIZANIDINA, (SIRDALUD) Cloridrato - 2 mg - Relaxante muscular

TIZANIDINA, Cloridrato (SIRDALUD MR) Cápsula (Liberação Prolongada) -

6 mg - Relaxante muscular.

TOBRAMICINA (TOBI) (para inalação) - 300 mg/5 mL - Para o tratamento de pacientes com fibrose cística (FC) infectados por P. aeruginosa em crianças com 6 anos de idade ou mais. Utilizado em conjunto com a terapia habitual, melhora a função pulmonar, reduz a carga bacteriana e mantém o paciente com fibrose cística livre de infecções.

TOBRAMICINA (TOBREX) - 3 mg/ 1 mL - Antimicrobiano para uso oftálmico.

TOBRAMICINA (TOBREX) Pomada - 3 mg/g - É indicada no tratamento de infecções oculares externas e seus anexos quando causadas por bactérias sensíveis à tobramicina. Em particular para as bactérias resistentes à maioria dos outros antibióticos, especialmente Pseudomona aeruginosa. Incluindo, mas não limitado às seguintes circunstâncias: Conjuntivite bacteriana, Blefarite, Blefaroconjuntivite, Queratoconjuntivite, Queratite, Dacriocistite e Intervenção profilática pré e pós-operatória para cirurgias do segmento anterior.

TOFACITINIB (XELJANZ) - 5 mg - Tratamento da artrite reumatóide (AR) ativa moderada a grave em adultos e artrite psoriática ativa em combinação com metotrexato, para pacientes com resposta inadequada ou intolerância ao tratamento anterior com um ou mais medicamentos anti-reumáticos modificadores do doença (DMARD), Colite Ulcerativa (CU) ativa em adultos, moderada a grave com resposta insuficiente, perda de resposta ou intolerância ao tratamento convencional ou a um medicamento biológico.

TOLPERISONA Cloridrato de / PARACETAMOL (MYDOCALM-A) Cápsula - 50 mg/300 mg - Analgésico não narcótico, relaxante muscular.

TOLTERODINA, L-Tartrato (DETRUSITOL SR) Cápsula (Liberação Estendida) - 4 mg - Para o tratamento da bexiga instável.

TOLTERODINA, L-Tratrato de (DETRUSITOL) - 2 mg - Antiespasmódico para o trato geniturinário, detrusor da bexiga.

TOPIRAMATO (EXPLIGA; tratamento adjuvante em pacientes com 6 anos de idade ou mais para crises tônico-clônicas de início parcial ou generalizadas e crises associadas à síndrome de Lennox-Gastaut; profilaxia de enxaqueca em adultos e adolescentes a partir dos 12 anos de idade.

TOPIRAMATO (TOPAMAX SPRINKLE) Cápsula de - 15 mg, 25 mg e 50 mg - Anticonvulsivante

TOPIRAMATO (TOPAMAX) - 25 mg, 50 mg e 100 mg - Epilepsia, crises tônico-clônicas parciais e generalizadas, Síndrome de Lennox-Gastaut, enxaqueca, adjuvante na terapia abrangente da dependência de álcool.

TRABECTEDINA (YONDELIS) (Injetável) - 1,0 mg - Hipersensibilidade em pacientes adultos com sarcoma de partes moles em estágio clínico avançado e em combinação com cloridrato de doxorrubicina lipossomal peguilado (PLD) é indicado no tratamento de pacientes com câncer de ovário em recidiva, sensível à platina .

TRAMADOL, (TRAMUNDIN) Cloridrato (Liberação Estendida) - 150 mg e 200 mg - Tratamento de dores moderadas a intensas.

TRAMADOL, Cloridrato (PRONTOFORT) - 100 mg - Analgésico, agonista, opiáceo.

TRAMADOL, Cloridrato (PRONTOFORT) Cápsula (Liberação Estendida) - 100 mg - Analgésico não narcótico.

TRAMADOL, Cloridrato (TRADOL RETARD) (Liberação Estendida) - 50 mg, 100 mg, 150 mg e 200 mg - Analgésico não narcótico.

TRAMADOL, Cloridrato (TRADOL) - 100 mg/mL - Analgésico não narcótico.

TRAMADOL, Cloridrato (TRADOL) (Injetável) - 50 mg/mL 100 mg/2 mL - Analgésico.

TRAMADOL, Cloridrato (TRADOL) Cápsula - 25 mg e 50 mg - Analgésico.

TRAMADOL/DICLOFENAC (TRADOL-DUO) – 25 mg/25 mg e 50 mg/50 mg – É indicado para o alívio de dores agudas de intensidade moderada a intensa.

TRANDOLAPRIL / VERAPAMIL, Cloridrato (TARKA) (liberação prolongada) - 2 mg / 180 mg - Anti-hipertensivo. Antianginal.

TRAVOPROST (TRAVATAN) - 0,03 mg/mL e 0,04 mg/mL - Tratamento da pressão intraocular elevada em pacientes com glaucoma de ângulo aberto e hipertensão ocular.

TRAZODONA, (SIDERIL) Cápsula Cloridrato - 25 mg, 50 mg e 100 mg - Antidepressivo.

TRETINOÍNA (RETIN-A) - 0,010 g /100 g - Auxiliar no tratamento da acne.

TRETINOÍNA (RETIN-A) - 0,025 g, 0,050 g e 0,1 g/100 g - Auxiliar no tratamento da acne vulgar.

TRETINOÍNA (VESANÓIDE) Cápsula de - 10 mg - Para indução da remissão da leucemia promielocítica aguda.

TRIAMCINOLONA, Acetonida (NASACORT AQ) - 56,10 mg/100 mL - Rinite alérgica sazonal e perene.

TRIAZOLAM (HALCION) – 0,125 mg e 0,25 mg – Hipnótico.

TRIBENOSÍDEO (GLIVENOL) Cápsula - 400 mg - Antiinflamatório auxiliar no tratamento de algumas doenças venosas.

TRIBENOSÍDEO / LIDOCAÍNA (PROCTO-GLYVENOL) - 400 mg / 40 mg — Anti-hemorroidária.

TRIBENOSÍDEO / LIDOCAÍNA, Cloridrato de (PROCTO-GLYVENOL) - 5 g / 2 g / 100 g - Anti-hemorroidária.

TRIETANOLAMINA, Salicilato (MYOFLEX) - 10 g/100 g - Antiinflamatório não esteroidal.

TRIFLUOPERAZINA, Cloridrato (STELAZINA) - 5 mg - Neuroléptico.

TRIFLUSAL (DISGREN) Cápsula - 300 mg - Agente antiplaquetário.

TRIHEXIFENIDIL, de cloridrato de HIPOKINON - 5 mg - Antiparkinsoniano.

TRIMEBUTINA, de maleato (TEMPOLIB) - 300 mg - Síndrome do intestino irritável.

TRIMEBUTINA, Maleato (DEBRIDAT) - 200 mg - Dor abdominal, síndrome do intestino irritável e espasmo intestinal.

TRIMEBUTINA, Maleato (LIBERTRIM) (Injeção) - 0,050 g / 5 mL - Antiespasmódico.

TRIMEBUTINA, Maleato de SIMETICONE (LIBERTRIM SII) - 100 mg / 37,5 mg e 200 mg / 75 mg - Antiflatulento, regulador da motilidade gastrointestinal.

TRIMETAZIDINA, Dicloridrato (IDAPTAN MR) (liberação prolongada) - 35 mg - Antivertiginoso, antianginal.

TRINITRATO DE GLICERILA (NITRODERM TTS) Patch de - 25 mg e 50 mg - Antianginal.

TRIPTORELIN (GONAPEPTYL DIÁRIO) (injeção) - 96 mcg/mL - Para o tratamento do câncer de próstata avançado. Inibidor sintético do análogo da gonadotrofina.

TRIPTORELIN, Acetato (GONAPEPTYL DEPOT) (Injeção) - 3,75 mg/mL - Para o tratamento do câncer de próstata avançado. Inibidor sintético do análogo da gonadotrofina.

TRIPTORELIN, Pamoato (PAMORELIN) (Injeção) - 3,75 mg e 11,25 mg - Inibidor sintético do análogo da gonadotrofina.

TROMETAMOL DEXKETOPROFEN (ESTÁDIO) (Injetável) - 50 mg/2 mL - Analgésico não narcótico.

TROMETAMOL DEXKETOPROFEN (STADIUM) - 12,5 mg e 25 mg - Analgésico, antiinflamatório com ação analgésica.

TROXERUTINA (TEBOVEN) - 300 mg - Modificador da coagulação sanguínea, auxiliar nos distúrbios da circulação venosa dos membros inferiores e varizes, acompanhados de dor, inflamação ou cólicas noturnas.

VALACICLOVIR (RAPIVIR) - 500 mg — Antiviral.

VALGANCICLOVIR (VALCYTE) - 450 mg - Prevenção de infecções por citomegalovírus. Em pacientes submetidos a transplante de órgãos sólidos.

VALPROATO DE MAGNÉSIO (ATEMPERATOR 400) - 400 mg - Antiepiléptico. Estabilizador de humor em comportamentos agressivos, destrutivos e estados de agitação.

VALPROATO DE MAGNÉSIO (ATEMPERATOR G) Grânulos - 200 mg e 400 mg - Antiepiléptico. Profilaxia da enxaqueca. Estabilizador de humor em comportamentos agressivos, destrutivos e estados de agitação. Episódio maníaco associado à doença bipolar.

VALPROATO DE MAGNÉSIO (ATEMPERATOR LP) (Liberação Estendida) - 300 mg e 600 mg - Anticonvulsivante.

VALPROATO DE MAGNÉSIO (ATEMPERATOR S) - 4 g/100 mL - Anticonvulsivante.

VALPROATO DE MAGNÉSIO (ATEMPERATOR) - 10 g/100 mL e 20 g/100 mL - Anticonvulsivante. Profilático para enxaqueca.

VALPROATO DE MAGNÉSIO (ATEMPERATOR) (Liberação Retardada) - 200mg e 500mg - Antiepiléptico. Para o tratamento de síndromes epilépticas que se apresentam com ausências, Mioclonias, Epilepsias fotossensíveis e encefalopatias epilépticas, Casos de crises febris atípicas, Episódio maníaco associado à doença bipolar, Estabilizador de humor em comportamentos agressivos, destrutivos e estados agitados, Profilaxia de dores de cabeça do tipo enxaqueca.

VALPROATO DE MAGNÉSIO (CRIAM LP) (Liberação Estendida) - 200 mg e 400 mg - Antiepiléptico.

VALSARTAN (DIOVAN) - 40 mg, 80 mg, 160 mg e 320 mg - Anti-hipertensivo, para tratamento de insuficiência cardíaca e hipertensão arterial sistêmica.

VALSARTAN/ HIDROCLOROTIAZIDA (CO-DIOVAN) - 80 mg/12,5 mg, 160 mg/12,5 mg, 160 mg/25 mg, 320 mg/12,5 mg e 320 mg/25 mg - Anti-hipertensivo.

VARDENAFIL, de cloridrato trihidratado (LEVITRA) - 5 mg, 10 mg e 20 mg - Disfunção erétil.

VARENICLINE, Tartarato (CHAMPIX) - 0,500 mg e 1,0 mg - Adjuvante no tratamento contra o tabagismo.

VENLAFAXINA (EFEXOR XR) (liberação estendida) Cápsula de cloridrato de - 37,5 mg, 75 mg e 150 mg - Tratamento para depressão, incluindo depressão com ansiedade associada. Prevenção da recaída de um episódio de depressão ou para prevenção da recorrência de novos episódios depressivos. Tratamento da ansiedade (transtorno de ansiedade generalizada), incluindo tratamento a longo prazo. Transtorno de ansiedade social (fobia social). Tratamento do transtorno de ansiedade social, também conhecido como fobia social, conforme definido no DSM-IV (300.23), incluindo tratamento de longo prazo. Tratamento do transtorno do pânico, incluindo tratamento a longo prazo.

VERAPAMIL, (DILACORAN) Cloridrato - 40 mg e 80 mg - Antiarrítmico. Antagonista do cálcio. Antianginal.

VERAPAMIL, de cloridrato (DILACORAN RETARD) (liberação prolongada) - 120 mg, 180 mg e 240 mg - Para o tratamento de doença arterial coronariana, distúrbios do ritmo cardíaco e hipertensão.

VIGABATRINA (SABRIL) - 500 mg — Anticonvulsivante.

VILDAGLIPTINA (GALVUS) - 50 mg - Para tratamento de diabetes mellitus tipo 2.

VILDAGLIPTINA / METFORMINA, Cloridrato de (GALVUS MET) - 50 mg / 500 mg, 50 mg / 850 mg e 50 mg / 1000 mg - Para tratamento de diabetes mellitus tipo 2.

VINORELBINA, Bitartrato (NAVELBINE) Cápsula - 20.000 mg e 30.000 mg - Para o tratamento do câncer de pulmão de células não pequenas, para o tratamento do câncer de mama.

VORICONAZOL (VFEND) - 50 mg e 200 mg - Antifúngico. Profilaxia em pacientes com alto risco de desenvolver infecções por Aspergillus em pacientes submetidos a transplante de células-tronco hematopoiéticas.

VORICONAZOL (VFEND) (Injetável) - 200mg - Antifúngico. Profilaxia em pacientes com alto risco de desenvolver infecções por Aspergillus em pacientes submetidos a transplante de células-tronco hematopoiéticas.

VORINOSTAT (ZOLINZA) Cápsula - 100 mg - Tratamento do linfoma cutâneo de células T.

WARFARINA (DIMANTIL) - 5 mg - Anticoagulante e antitrombótico.

Xarope de ÁCIDO VALPRÓICO (Valproato de Sódio) (DEPAKENE) - 5 g / 100 mL - Tratamento de Epilepsia

Xarope de DIMENIDRINATO (DRAMAMINA) - 250 mg/100 mL - Antiemético. O dimenidrinato demonstrou ser eficaz na prevenção e tratamento de náuseas, vômitos ou enjôo.

Xarope de ETOSUXIMIDA (FLUOZOIDE) - 5 g/100 mL - Anticonvulsivante.

Xarope de HIDROBROMIDO (ÔNÍRICO) de Glutamato de Magnésio - 6 g / 100 mL - Ansiolítico.

Xarope de LACOSAMIDA (VIMPAT) – 10 mg/mL — Antiepiléptico.

Xarope de LEVODROPROPIZINA (ZYPLO) - 600 mg/100 mL - Antitússico.

Xarope de LINCOMICINA (LINCOCINA) - 5 g / 100 mL - Antibiótico para infecções causadas por bactérias suscetíveis.

Xarope de LORATADINA (micronizada) (CLARITYNE) - 100 mg/100 mL - Anti-histamínico.

Xarope de METAMIZOL sódico (NEO-MELUBRINA) - 250 mg/ 5 mL - Analgésico, antipirético.

Xarope de METISOPRINOL (PRANOSINA) - 5 g/100 mL - Antiviral

Xarope de PICOSULFATO DE SÓDIO (ANARA) - 100 mg/100 mL - Laxante.

Xarope DROPROPIZINA (TROFERIT) - 3,0 mg/ mL - Antitússico.

Xarope INOSINA PRANOBEX (ISOPRINOSINA) - 5 g/100 mL - Antiviral.

Xarope LACTULOSE (REGULACT) - 66.700 g/100 mL - Tratamento de encefalopatia hepática, laxante.

Xarope PARACETAMOL (TEMPRA) - 3,2 g/100 mL - Analgésico, antipirético.

YODOCASEÍNA (IODOLACTIN) - 0,700 g - Para o tratamento de deficiências de iodo caseína.

ZAFIRLUKAST (ACCOLATE) - 10 mg e 20 mg - Para profilaxia e tratamento crônico da asma brônquica.

ZANAMIVIR (RELENZA) Pó (Para inalação) - 5 mg - Para o tratamento da gripe subtipos A e B em pessoas com mais de 5 anos de idade e adultos

ZIDOVUDINA (RETROVIR-AZT IV) (Injetável) - 200 mg / 20 mL - Antirretroviral.

ZINCO, Sulfato de (heptahidrato)/FENILEFRINA, cloridrato de (ZINCO OFTENO) - 2,5 mg/1,2 mg/1 mL - Vasoconstritor, Antisséptico oftálmico.

ZIPRASIDONA, Cloridrato (Monohidrato) (GEODON) Cápsula - 40 mg, 60 mg e 80 mg - Antipsicótico.

ZIPRASIDONA, Mesilato (tri-hidratado) (GEODON IM) (Injetável) - 30mg / 1,2 mL - Antipsicótico.

ZOFENOPRIL (BIFRACARD) - 7,5 mg/ 15 mg e 30 mg - Anti-hipertensivo.

ZOLMITRIPTANE (ZOMIG RAPIMELT) (Dispersível) - 2,5 mg - Para o tratamento de enxaqueca aguda com ou sem aura.

ZOLMITRIPTANO (ZOMIG) - 2,5 mg - Antienxaqueca.

ZOLPIDEM (STILNOX) - 10mg — Insônia.

ZOLPIDEM, Tartarato (STILNOX CR) (Liberação Estendida) - 6,25 mg e 12,5 mg - Indutor do sono (para o alívio da insônia ocasional e transitória).

ZUCLOPENTIXOL, Acetato (CLOPIXOL ACUPHASE) (Injetável) - 50 mg/1 mL - Antipsicótico.

ZUCLOPENTIXOL, de dicloridrato (CLOPIXOL) - 25 mg - Esquizofrenia aguda e crônica e outras psicoses. Fase maníaca do transtorno bipolar. Deficiência intelectual associada à hiperatividade psicomotora violenta e outros distúrbios comportamentais. Demência senil com ideias paranóicas, confusão e/ou desorientação ou distúrbios comportamentais.

ZUCLOPENTIXOL, Decanoato (CLOPIXOL DEPOT) (Injetável) - 200 mg/1 mL - Antipsicótico. Tratamento inicial da esquizofrenia aguda e crônica, bem como de outras psicoses.

• •

Conclusão.

Quando se trata de sobrevivência, a preparação é a chave para o sucesso. Em condições onde cada momento e cada ação podem ser decisivos, estar preparado para tudo torna-se não apenas um desejo, mas uma necessidade. "Protocolo de Sobrevivência: Lista de Medicamentos com Descrições" é o seu guia para o mundo de situações extremas, sua bússola confiável em circunstâncias imprevisíveis.

Uma pessoa treinada é capaz de enfrentar praticamente qualquer situação. Com o conhecimento e as ferramentas, você se sentirá mais confiante e seguro. Este livro fornece não apenas descrições detalhadas de medicamentos, mas também recomendações claras para seu uso. Isso o ajudará a determinar de forma rápida e eficaz quais medicamentos você considera apropriados para suas necessidades e como usá-los corretamente.

Com este livro você terá sempre ao seu alcance as informações necessárias para tomar as decisões corretas em situações críticas. Pode:

- Identificar medicamentos e sua finalidade: Descubra rapidamente a que se destina o medicamento encontrado, reduzindo significativamente o tempo gasto na busca pelas informações necessárias.

- Evite erros: Instruções precisas sobre dosagem e possíveis efeitos colaterais ajudarão a minimizar os riscos de uso indevido.

- Aja com confiança: Conhecer seus medicamentos lhe dará confiança em suas ações, o que é especialmente importante em momentos de estresse e incerteza.

- Aumentar a sua autonomia: A capacidade de compreender os medicamentos de forma independente torna-o menos dependente de ajuda externa, o que é essencial em condições de acesso limitado aos serviços médicos.

Quer se trate de um desastre natural, acidente provocado pelo homem ou qualquer outra emergência, Protocolo de Sobrevivência: Lista de Medicamentos com Descrições será seu fiel companheiro. Estar preparado para sobreviver torna a vida mais fácil e segura, e com este livro você estará sempre um passo à frente.

Lembre-se que em um mundo cheio de surpresas, o conhecimento e a preparação são seus maiores aliados. Deixe que este livro o ajude a manter a saúde e a vida em qualquer circunstância. Sobreviva e prospere aproveitando o poder do conhecimento e da confiança em suas ações.

• •

Sobre os autores do livro.

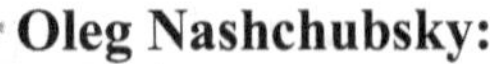

Os autores do livro são um casal:

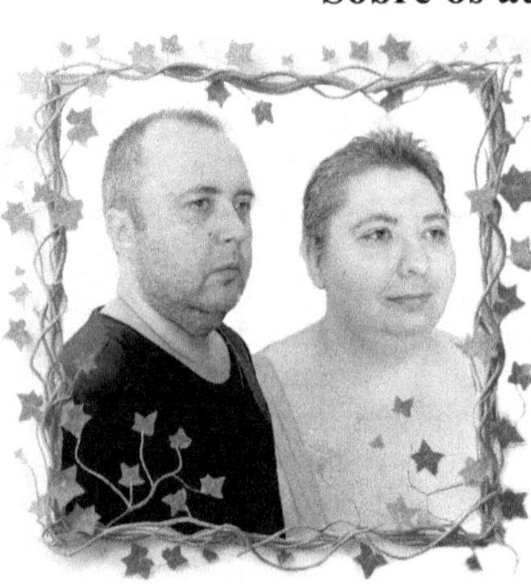

Oleg Nashchubsky:
- Professor universitário de psicologia.
- Cursos completos de construção e carpintaria, com resultados de maestria.
- Cursos realizados sobre assistência psicológica durante hostilidades e emergências.
- Concluí cursos de sobrevivência extrema e recebi um diploma de instrutor.
- Preparação para ações em situações extremas.
- Instrutor no clube de sobrevivência.

Experiência - 9 anos.

Eugênia Borovkova:
- Médico veterinário em clínica veterinária.
- Cursos de primeiros socorros concluídos.
- Concluiu cursos de paramédico na prestação de atendimento médico pré-hospitalar a vítimas de acidentes.
- Um curandeiro, um especialista que utiliza métodos tradicionais de tratamento, incluindo ervas, feitiços e outros métodos.
- Concluí cursos de sobrevivência extrema e recebi um diploma de instrutor.
- Preparação para ações em situações extremas.
- Instrutor no clube de sobrevivência. Experiência - 4 anos.

● ●

Recomendamos a leitura de nossos livros sobre sobrevivência:

"Como fornecer e equipar um acampamento para sobrevivência a longo prazo. Edifícios e equipamentos para o acampamento, bem como produção de alimentos para armazenamento." Abra novos horizontes de sobrevivência! Você está pronto para qualquer desafio na vida? Este livro se tornará seu guia indispensável para o mundo da vida autônoma, construção de abrigos e produção de alimentos para armazenamento a longo prazo.

O que espera por você no livro? Diagramas detalhados e descrições detalhadas: Aprenda como construir um abrigo, montar acampamento e produzir alimentos para armazenamento a longo prazo. Cada tópico é acompanhado de ilustrações e instruções passo a passo. No livro você encontrará:

Capítulo 1: Armazenamento e Produção de Alimentos para Sobrevivência
1. Salga de carnes e peixes: Salga seca e picante de carnes e peixes, utilizando soro fisiológico, método de crosta de sal.
2. Secagem e defumação: carnes e peixes secos, compactação, receitas de defumação a quente e a frio, métodos de construção de fumeiro.
3. Armazenamento a longo prazo de vegetais e frutas: Decapagem, decapagem, secagem, defumação, secagem, decapagem, congelamento, conservas e compotas.
4. Preparação de laticínios: Queijo, requeijão, manteiga, kefir e iogurte. Faça uma batedeira de manteiga.
Capítulo 2. Edifícios para montar acampamento para sobrevivência a longo prazo.

1. Construção de fogões e fogões: blocos refratários de barro e argila, fogões diversos, fogões eslavos e pompeianos, lareiras.
2. Criação de infraestruturas: Salas de secagem, armazéns, cave, WC, WC de compostagem e Forja.

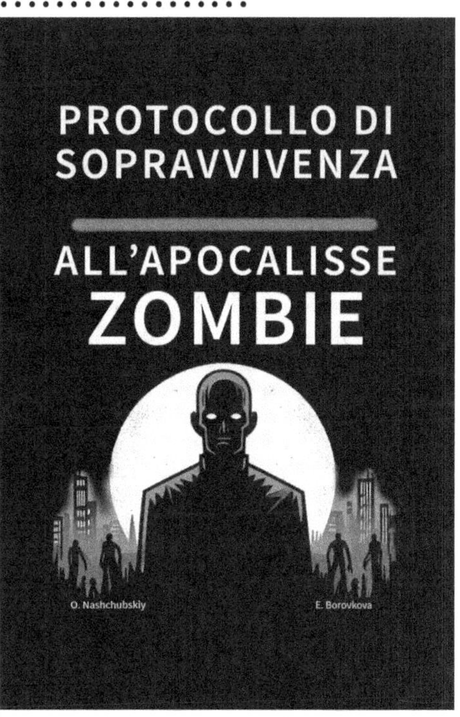

Capítulo 3. Dicas úteis e itens e ferramentas necessários para a sobrevivência a longo prazo.
1. Equipamentos de proteção: Repelentes de mosquitos e carrapatos, proteção contra pragas.
2. Higiene e produtos químicos domésticos: Produção de sabonete, xampu, gel de lavagem, óleo vegetal, carvão ativado.
3. Calçados e roupas: Confecção de bandagens para os pés e sapatos simples.
4. Água: Extração e purificação de água doce, destilação de água do mar.
5. Materiais de construção: Fabricação de tijolos e cerâmica.
6. Bebidas alcoólicas: Produção de vodka, vinho, vinagre e cerveja.
7. Saúde e nutrição: Produtos de saúde, consumo de insetos e roedores.
8. Processamento de couro: Marinação, tingimento, afiação correta de ferramentas.
9. Ferramentas e Fogo: Como fazer uma furadeira manual e uma maneira fácil de iniciar um incêndio.
Para quem é este livro? Este livro é adequado para quem deseja estar preparado para qualquer situação: turistas, viajantes, entusiastas de atividades ao ar livre, socorristas e simplesmente aqueles que desejam ganhar confiança em suas habilidades e conhecimentos. Descubra o mundo da sobrevivência e prepare-se para qualquer desafio!

Quando a realidade se transforma num pesadelo, a preparação torna-se a chave para a salvação. Num apocalipse zumbi, não basta sobreviver: é preciso estar preparado para tudo. Sua vida e a vida de seus entes queridos podem depender das decisões que você tomar hoje. Este livro é o seu assistente indispensável que o ajudará a sobreviver e preservar a humanidade em um mundo onde cada dia pode ser o último.
Por que este livro é necessário?
Totalmente preparado para qualquer cenário: No livro você encontrará protocolos detalhados e estratégias de sobrevivência que o ajudarão não apenas a sobreviver, mas também a resistir com eficácia às ameaças de zumbis e saqueadores. Aprenda como usar armas de fogo e armas brancas, improvisar e criar armas a partir de sucata e eliminar zumbis de maneira eficaz usando métodos silenciosos.
Movimentos Seguros: Mover-se pela cidade durante um apocalipse zumbi requer extremo cuidado. Aprenda rotas silenciosas que

permitirão evitar grandes concentrações de zumbis e aprenda a usar camuflagem para reduzir o risco de detecção. O livro descreve as melhores maneiras de evacuar grandes áreas povoadas e escolher rotas seguras.

Montando um acampamento seguro: Seu acampamento é o seu bastião de segurança. Aprenda como escolher o acampamento certo, zoneá-lo para máxima proteção à saúde e mantê-lo limpo e arrumado. O livro fornecerá conhecimento sobre como criar abrigos alternativos e organizar uma defesa abrangente.

Higiene e Saúde: Num apocalipse zumbi, manter a higiene torna-se uma questão de vida ou morte. Você aprenderá como garantir a higiene pessoal de todos os membros do grupo, como desinfetar feridas e equipamentos e como purificar adequadamente a água para beber e cozinhar.

Prevenção e Tratamento de Doenças Infecciosas: Aprenda protocolos de prevenção e tratamento de infecções, aprenda a monitorar a saúde do grupo e a isolar pessoas doentes. O livro também descreve os métodos de descarte de cadáveres, o uso de equipamentos de proteção e a organização da quarentena.

Cuidados Médicos: Seguir os protocolos médicos é fundamental para a sobrevivência. O livro descreve maneiras de fornecer remédios a um grupo, administrar vacinas e manter a saúde em um apocalipse.

Movimentos e segurança: Os movimentos requerem uma preparação especial. Aprenda a desinfetar veículos, minimizar o contacto com pessoas infetadas e recolher os recursos necessários.

Estratégias de distração de zumbis – Estratégias eficazes de distração de zumbis podem salvar sua vida. Aprenda como criar armadilhas sonoras e usar distrações para proteger seu acampamento de ataques.

Por que é importante estudar este livro com antecedência:

- Planejamento de estoque: Aprenda como estocar adequadamente produtos e itens essenciais muito antes de uma crise ocorrer. Isso o ajudará a evitar o pânico e a estar preparado para quaisquer surpresas.

- Habilidades e Conhecimentos Prévios: Aprenda habilidades e conhecimentos essenciais que serão indispensáveis em um apocalipse zumbi. Dos primeiros socorros às táticas defensivas, você estará preparado para qualquer desafio.

- Proteção de entes queridos: Prepare seus entes queridos para uma possível ameaça. Sua preparação e conscientização podem ser fundamentais para mantê-los seguros.

- Força mental: Compreender o que fazer em caso de emergência irá ajudá-lo a manter a calma e a tomar decisões racionais.

Não espere até que seja tarde demais! Prepare-se para o pior para sobreviver da melhor maneira possível.

Não deixe seu destino ao acaso. Este livro é sua chance de estar preparado para qualquer coisa. Obtenha conhecimentos que podem salvar sua vida e a vida de seus entes queridos. Porque num mundo onde o amanhã pode não chegar, é importante estar preparado para qualquer desafio.

• • • • • • • • • • • • • • • • • • •

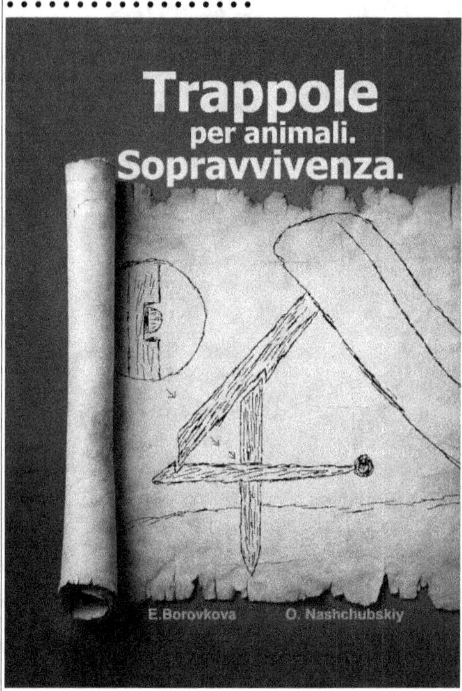

Descubra os segredos do comércio com o livro "armadilhas: como fazer armadilhas para animais em um ambiente de sobrevivência com recursos limitados".

Você quer se tornar um mestre da sobrevivência e conseguir comida em qualquer condição? Apresentamos um guia essencial para quem quer aprender a criar armadilhas e alimentação eficazes na natureza.

Por que você precisa deste livro?

1. Um guia completo para armadilhas: O livro contém 44 métodos comprovados para criar

armadilhas para várias espécies de animais. Do simples ao complexo, você encontrará armadilhas para todos os gostos e situações.

2. Instruções passo a passo e ilustrações: Cada método é descrito detalhadamente e acompanhado de ilustrações, tornando o processo de aprendizagem fácil e acessível mesmo para iniciantes.

3. Adaptação a diferentes condições: Aprenda a selecionar e construir armadilhas dependendo do terreno e das condições. Seja floresta, estepe ou montanha, você estará pronto para qualquer desafio.

4. Dicas e recomendações práticas: O autor compartilha suas experiências pessoais e segredos que o ajudarão a aumentar a eficácia das armadilhas e a evitar erros comuns.

5. Habilidade essencial de sobrevivência: Aprender a procurar alimentos na natureza é uma habilidade fundamental de sobrevivência. Este livro o ajudará a desenvolver isso e a se tornar mais confiante em suas habilidades.

6. Treinamento: O livro contém ótimas ilustrações passo a passo com uma descrição detalhada de como fazer cada armadilha de maneira fácil e simples.

O que você obterá ao ler este livro?

- Capacidade de criar uma variedade de armadilhas para vários animais.
- Conhecimento do comportamento e hábitos animais.
- Habilidades práticas que podem ser aplicadas na vida real.
- A capacidade de fornecer comida para você e seus entes queridos em condições extremas.
- Autoconfiança e disposição para enfrentar qualquer desafio da natureza.

Para quem é este livro? O livro "44 Armadilhas para Animais. Sobrevivência" será útil para caçadores, turistas, viajantes, sobreviventes e qualquer pessoa que queira estar preparado para qualquer situação. Independentemente do seu nível de experiência, este livro será um assistente confiável para dominar as habilidades de captura de animais.

Não perca a chance de se tornar um mestre de armadilhas e conseguir comida em qualquer condição. Encomende hoje o livro "44 Armadilhas para Animais: Sobrevivência" e comece sua aventura no mundo da sobrevivência com confiança e conhecimento! Abra novos horizontes e prepare-se para qualquer desafio com nosso livro!

• • • • • • • • • • • • • • • • • •

Abra novos horizontes de sobrevivência com a versão em brochura do livro "Como fornecer e equipar um acampamento para sobrevivência a longo prazo"!

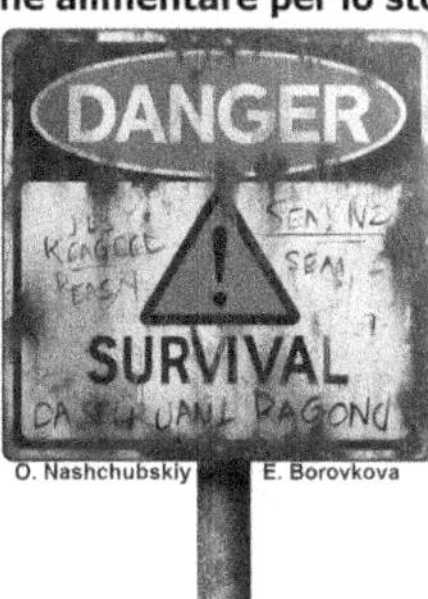

Você está pronto para qualquer desafio na vida? Agora o seu livro favorito está disponível em um prático formato de bolso! Esta versão inclui as mesmas dicas valiosas e instruções detalhadas do original, mas tem pouco mais de 150 páginas graças a um tamanho de fonte menor.

O que espera por você no seu bolso? Tamanho compacto e informações completas: Aprenda como construir um abrigo, montar acampamento e produzir alimentos para armazenamento a longo prazo. Todos os mesmos diagramas e instruções passo a passo, mas em um formato conveniente que você pode levar para qualquer lugar.

No livro de bolso você encontrará:

Capítulo 1: Armazenamento e Produção de Alimentos para Sobrevivência

1. Salga de carnes e peixes: Salga seca e picante de carnes e peixes, utilizando soro fisiológico, método de crosta de sal.

2. Secagem e defumação: carnes e peixes secos, compactação, receitas de defumação a quente e a frio, métodos de construção de fumeiro.

3. Armazenamento a longo prazo de vegetais e frutas: Decapagem, decapagem, secagem,

defumação, secagem, decapagem, congelamento, conservas e compotas.
4. Preparação de laticínios: Queijo, requeijão, manteiga, kefir e iogurte. Faça uma batedeira de manteiga.
Capítulo 2. Edifícios para montar acampamento para sobrevivência a longo prazo.
1. Construção de fogões e fogões: blocos refratários de barro e argila, fogões diversos, fogões eslavos e pompeianos, lareiras.
2. Criação de infraestruturas: Salas de secagem, armazéns, cave, WC, WC de compostagem e Forja.
Capítulo 3. Dicas úteis e itens e ferramentas necessários para a sobrevivência a longo prazo.
1. Equipamentos de proteção: Repelentes de mosquitos e carrapatos, proteção contra pragas.
2. Higiene e produtos químicos domésticos: Produção de sabonete, xampu, gel de lavagem, óleo vegetal, carvão ativado.
3. Calçados e roupas: Confecção de bandagens para os pés e sapatos simples.
4. Água: Extração e purificação de água doce, destilação de água do mar.
5. Materiais de construção: Fabricação de tijolos e cerâmica.
6. Bebidas alcoólicas: Produção de vodka, vinho, vinagre e cerveja.
7. Saúde e nutrição: Produtos de saúde, consumo de insetos e roedores.
8. Processamento de couro: Marinação, tingimento, afiação correta de ferramentas.
9. Ferramentas e Fogo: Como fazer uma furadeira manual e uma maneira fácil de iniciar um incêndio.
Para quem é este livro? Este livro de bolso se tornará seu companheiro confiável em qualquer situação: turistas, viajantes, amantes de atividades ao ar livre, socorristas e simplesmente aqueles que querem estar preparados para qualquer situação. É fácil de transportar na mochila ou no bolso e estará sempre à mão quando você precisar.
Por que uma versão de bolso? Conveniente e compacto: Graças ao tamanho reduzido da fonte, o livro ocupa pouco mais de 150 páginas em vez de 600, o que o torna ideal para transportar com você. Ajuda indispensável em qualquer condição: Não importa onde você esteja: na montanha, na floresta ou na estepe, a versão pocket do livro estará sempre com você e lhe fornecerá todos os conhecimentos necessários.

Descubra o mundo da sobrevivência e prepare-se para qualquer situação com nosso livro compacto!

• • • • • • • • • • • • • • • • • •

Você está procurando um assistente confiável para sobreviver na natureza? Apresentamos a vocês uma edição única em brochura "Armadilhas para capturar animais. Sobrevivência".
O que espera por você no livro:
- 44 tipos de armadilhas: Descrições detalhadas de armadilhas fáceis de usar em situações de sobrevivência.
- Experiência dos instrutores: O livro foi escrito por instrutores de sobrevivência profissionais, cada armadilha é testada em condições reais.
- Diagramas detalhados: Cada armadilha vem com desenhos esquemáticos detalhados para sua conveniência.
Recursos do livro:
- Tamanho compacto: Esta é uma edição de bolso fácil de levar em qualquer aventura.
- Fonte e ilustrações reduzidas: Graças ao formato compacto, o livro ocupa três vezes menos espaço que a versão padrão.
- Comodidade e praticidade: Agora todo o conhecimento necessário sobre armadilhas para animais está sempre à mão!
Por que este livro?

- Testado e aprovado: Cada armadilha é exaustivamente testada em campo para garantir sua eficácia.
- Abordagem profissional: dicas e instruções dos principais especialistas em sobrevivência.
- Máxima compacidade: Um auxiliar essencial em qualquer viagem, seja caminhada, pesca ou condições extremas.
Não perca a oportunidade de comprar "Armadilhas para animais. Sobrevivência". E esteja preparado para qualquer desafio da natureza!
Coloque este livro na sua mochila e você estará pronto para tudo!

• • • • • • • • • • • • • • • •

PROTOCOLLO DI SOPRAVVIVENZA

BLACKOUT

O. Nashchubskiy E. Borovkova

Sua segurança está em suas mãos!
Com o livro "Protocolo de Sobrevivência. Apagão". Você garante sua segurança no futuro!
Imagine:
- Quedas repentinas de energia por dias, semanas ou até meses.
- Total falta de luz, aquecimento e comunicação.
- A comida na geladeira estraga, os armazéns fecham e a água escasseia.
Este não é um cenário de filme, mas uma ameaça real causada por explosões solares e outros desastres naturais. Os governos já nos alertam sobre as possíveis consequências. Mas não espalhe o pânico!
Prepare-se para qualquer desafio com nosso livro!
O que você receberá:
- Um guia completo para se preparar para uma queda de energia, desde o estoque até o desenvolvimento de um plano de ação.
- Protocolos detalhados de sobrevivência: como agir nas primeiras horas e dias de um apagão, como economizar recursos e evitar perigos.
- Dicas para se recuperar de um apagão: como voltar à vida normal e tirar lições para o futuro.
- Recomendações comprovadas de especialistas e pessoas reais que passaram por situações semelhantes.
Por que você precisa deste livro:
- Proteja sua família e sua casa: Aprenda como manter seus entes queridos seguros e proteger sua propriedade.
- Confiança em qualquer situação: o conhecimento e a preparação transformam o medo em capacidade de agir.
- Passos simples e instruções claras: mesmo que você nunca tenha pensado em se preparar antes, este livro irá guiá-lo em cada passo.
Não espere até que seja tarde demais!
Esteja preparado para qualquer desafio e proteja o que há de mais valioso: a sua vida e a vida dos seus entes queridos.
Sua paz de espírito e proteção estão em um único livro.

www.ingramcontent.com/pod-product-compliance
Lightning Source LLC
Chambersburg PA
CBHW061255250726
48653CB00002B/664